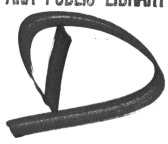

EL ALMA
DE LA SALUD

Si este libro le ha interesado y desea que lo mantengamos
informado de nuestras publicaciones, puede escribirnos a
comunicacion@editorialsirio.com,
o bien registrarse en nuestra página web:
www.editorialsirio.com

Diseño de portada: Editorial Sirio, S.A.

© de la edición original
Ricardo Eiriz

www.eiriz.com/almadelasalud.html
www.eiriz.com

© de la presente edición
EDITORIAL SIRIO, S.A.

EDITORIAL SIRIO, S.A.	NIRVANA LIBROS S.A. DE C.V.	ED. SIRIO ARGENTINA
C/ Rosa de los Vientos, 64	Camino a Minas, 501	C/ Paracas 59
Pol. Ind. El Viso	Bodega nº 8,	1275- Capital Federal
29006-Málaga	Col. Lomas de Becerra	Buenos Aires
España	Del.: Alvaro Obregón	(Argentina)
	México D.F., 01280	

www.editorialsirio.com
sirio@editorialsirio.com

I.S.B.N.: 978-84-16233-11-3
Depósito Legal: MA-1358-2014

Impreso en Imagraf Impresores, S. A.
c/ Nabucco, 14 D - Pol. Alameda
29006 - Málaga

Impreso en España

Ricardo Eiriz

EL ALMA
DE LA SALUD

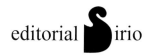
editorial Sirio

Este libro está dedicado a las muchas
personas que me han servido de inspiración
y motivación para escribirlo. En especial
a mi padre, en paz descanse.

INTRODUCCIÓN

*Si cincuenta millones de personas dicen una
burrada, no por eso deja de ser una burrada.*

ANATOLE FRANCE

En los últimos años no he dejado de recibir señales que dirigían mi atención hacia el cáncer y muchas otras enfermedades. Se trata de señales que, con el paso del tiempo, han ido incrementando su frecuencia y proximidad. Muertes como la de mi padre, a causa de la leucemia, cuando yo tenía siete años, o la de mi suegro, que falleció como consecuencia de un cáncer de colon hace apenas cinco años y que fue enterrado el día de mi cumpleaños, han ido dando forma a un claro mensaje que me ha animado no solo a escribir este libro sino también a transmitir un mensaje de esperanza y confianza en nosotros mismos.

Aun habiendo orientado mi vida hacia un ámbito que parece tan distinto como es el de la felicidad y el desarrollo personal, he podido comprobar, y sobre todo entender y experimentar, que la salud y la enfermedad son dos caras de la misma moneda, totalmente relacionadas, y que son consecuencia directa de nuestro nivel de conciencia.

En el proceso de investigación, documentación y experimentación llevado a cabo para convertirme en profesional de mi propia felicidad, que concluyó con la elaboración de mis dos primeros libros, *Escoge tu camino a la felicidad y el éxito* y *Un curso de felicidad*, me encontré de forma directa o indirecta con múltiple documentación relacionada con el origen y la curación del cáncer y de muchas otras enfermedades.

Me llamó la atención que toda la información recopilada nada tenía que ver con el mensaje que se nos ha hecho creer y «sufrir» históricamente, según el cual un diagnóstico de cáncer es prácticamente una sentencia de muerte, o en el mejor de los casos, un proceso durísimo con enormes secuelas físicas y emocionales.

Eran muchas las preguntas que me venían a la cabeza: ¿por qué, aun invirtiéndose ingentes cantidades de dinero en la investigación sobre el cáncer, cada vez mueren más personas en todo el mundo como consecuencia de esta enfermedad?, ¿por qué existe tal desconocimiento sobre su origen en los ámbitos médicos?, ¿por qué los protocolos médicos se centran en terapias extremadamente agresivas que no van al origen de la enfermedad?, ¿por qué existiendo tantas terapias altamente efectivas contra el cáncer son ignoradas, o incluso perseguidas, por las instituciones médicas occidentales?, ¿por qué no asumimos la responsabilidad que realmente tenemos sobre nuestra salud?...

En el proceso descubrí que únicamente la desinformación a la que nos han sometido conscientemente es la que nos convierte en víctimas de esta y de muchas otras dolencias.

Esta desinformación y las creencias generadas a partir de ella es lo que convierte al cáncer en una enfermedad terminal, en una palabra tabú, que genera miedo solo con ser pronunciada o escuchada.

Entendí que casi todas las enfermedades forman parte de un negocio, que el origen de la mayoría de ellas está identificado desde hace más de ochenta años, que existen múltiples terapias y productos naturales que curan sin la necesidad de fármacos ni cirugía, que las enfermedades se pueden prevenir fácilmente, que no estamos predestinados por nuestro ADN, que la mayoría de ellas las generamos nosotros mismos como respuesta a los estímulos que le damos a nuestro cuerpo, etc.

Cada una de las fuentes recogidas ofrecía una visión parcial de lo que, a medida que avanzaba, se fue convirtiendo en un enorme puzle en el que todas sus piezas encajaban a la perfección. Una vez montado el rompecabezas, la responsabilidad me ha llevado a escribir este libro y a transmitir un mensaje de confianza a todos aquellos que deseen disfrutar de una vida saludable y plena.

Está en nuestras manos dejar de ser las víctimas y evitar que la enfermedad continúe siendo un negocio en el que se juega con la vida de todos nosotros.

En ningún caso debe entenderse este libro como una crítica hacia los médicos, personas con la buena intención de ayudar a los demás pero que se encuentran con una formación totalmente orientada hacia la enfermedad (no hacia la salud) y dentro de un sistema en el que los protocolos médicos limitan sus opciones. Debemos tener presente que la medicina occidental está enfocada en la enfermedad y en la eliminación de los síntomas, sin profundizar en su origen, en contraposición a las medicinas orientales, que se han caracterizado durante miles de años por enfocarse en la salud y en la calidad de vida.

Salud significa vitalidad, sensatez, equilibrio, etc., pero curiosamente, a la mayoría no les interesa la salud. Lo que la gente quiere saber es cómo se cura la enfermedad. Este pensamiento nos sitúa en el papel de víctimas de nuestra genética y de las circunstancias. Pensando de este modo estamos trasladando fuera de nosotros todo el poder y la responsabilidad sobre nuestra salud. Estamos renunciando a la capacidad que verdaderamente tenemos de estar sanos si lo deseamos.

Si realmente queremos estar sanos y en plenas condiciones físicas, mentales y emocionales, debemos ser conscientes y asumir la responsabilidad que tenemos en todo momento sobre nuestro estado de salud. Delegar esta responsabilidad en otras personas únicamente nos alejará de nuestro objetivo.

Si te basta con ser un pasajero en el sistema médico, estás leyendo el libro equivocado. Nadie puede seguirte a todas partes para asegurarse de que has comido correctamente, has hecho ejercicio y vives feliz. Tienes que hacerlo tú mismo. Es exclusivamente tuya la responsabilidad de vivir de manera saludable con la ayuda de todas las herramientas que tienes a tu alcance.

Somos cada uno de nosotros, de forma individual, quienes estamos poniendo los medios, de manera consciente o inconsciente, para crear salud o enfermedad en nosotros mismos.

Todos merecemos estar sanos, y la información de cómo conseguirlo está a nuestra disposición. Este libro te abre una puerta hacia el conocimiento de cómo vivir en plenitud, creando constantemente salud.

Aun así, los conocimientos no bastan. Debemos tener la motivación necesaria para tomar las decisiones correctas en cada momento. Aquí encontrarás herramientas para llevar a cabo esta transformación interior, que te permitirá concienciarte y asumir tu propia responsabilidad. Aprenderás a vivir saludablemente, a acercarte a ti mismo y a reconocer tu propia naturaleza.

Descubrirás que vivir una vida saludable es el resultado de mantener en equilibrio cuatro pilares: el emocional, el físico, el mental y el espiritual. En este libro aprenderás el enfoque que cada uno de ellos requiere para conservar dicho equilibrio.

Los alimentos que ingerimos, lo que bebemos, los campos electromagnéticos que nos rodean, si hacemos o no deporte, etc., son elementos que interfieren en el equilibrio del pilar físico.

Entre otras cosas, las emociones mal gestionadas están en el origen de muchas de nuestras enfermedades. Aquí se te ofrecen algunas pautas para gestionarlas y, lo más importante, aprenderás a liberar los bloqueos emocionales que te están dañando.

Otro aspecto fundamental en la creación de una buena salud pasa por desprendernos de las creencias que nos llevan a enfermar, sustituyéndolas por otras que nos dirijan hacia la generación de salud. En este libro también encontrarás las herramientas que te permitan llevar a cabo esta transformación de forma tremendamente sencilla.

Nuestro nivel de conciencia tiene una correlación directa con nuestra concepción de la vida, nuestros valores, las emociones que nos guían y la forma en que interactuamos con los demás. Veremos que todo esto también está íntimamente relacionado con nuestra salud.

Habitualmente, cuando se toca el tema de la salud, se ofrecen visiones parciales. Se trata de visiones basadas en los conocimientos, investigaciones y experiencias en un campo concreto de la ciencia. La gran mayoría de ellas son totalmente acertadas y encajan a la perfección con el resto.

En este libro juntaremos muchas de estas visiones parciales y montaremos el puzle de nuestra salud, lo que nos permitirá conocernos, cuidarnos y sacar lo mejor de nosotros mismos.

TAN IMPORTANTE COMO LEER ESTE LIBRO, O INCLUSO MÁS, ES REALIZAR LOS EJERCICIOS PROPUESTOS. Si te limitas a leer el libro sin realizar los ejercicios, estarás trabajando exclusivamente desde tu mente consciente; solo estarás aprendiendo, o recordando en el mejor de los casos, conceptos relacionados con la salud, y por supuesto con la enfermedad.

Son nuestros hábitos y costumbres los que nos llevan a repetir esos patrones de comportamiento que nos acercan a una vida sana o nos alejan de ella, y esto es obra de nuestra mente subconsciente. Nuestros hábitos son generados por nuestra mente subconsciente. En consecuencia, es en este nivel en el que debemos llevar a cabo la transformación que nos permita adquirir hábitos alineados con la salud. De ahí la importancia de realizar los ejercicios propuestos en los momentos que se indican a lo largo del texto.

Te encuentras ante un libro que puede transformar tu vida. Ya estés sano o padezcas alguna enfermedad, esta obra te ayudará a entender las razones de tu estado y a caminar en la dirección correcta para asumir tu propia responsabilidad, tomando por los cuernos el toro de tu salud. Sin duda, hacer esto requiere valentía, y posiblemente te lleve a navegar contra corriente, a no aceptar de forma automática las recomendaciones y opiniones mayoritarias y a ser realmente tú quien decida todo lo relativo a tu salud. Y lo harás desde el conocimiento y la confianza de estar haciendo lo correcto en cada momento.

No estás ante una obra científica, ni ante un trabajo de investigación al más puro estilo académico, ni siquiera ante un libro que narre experiencias o casos concretos obtenidos como resultado de distintas terapias. El volumen que tienes en tus manos es un libro práctico, *que se centra en hacerte consciente de una realidad que te sitúa en el centro del poder de tu propia vida*. Es un libro que te proporcionará información precisa para conocerte mejor a ti mismo, para que te hagas consciente de tu propia responsabilidad en el ámbito de tu salud, para que conozcas los factores que determinan la calidad de la salud personal, para que identifiques tus déficits en temas de salud, y lo más importante, que te permitirá adquirir la motivación y los hábitos de una vida saludable y plena.

En definitiva, se trata de un libro que actuará de facilitador en tu proceso de transformación, actuando como estímulo de tu motor interior, de tu mente subconsciente, un libro concebido para ser de fácil lectura y puesta en práctica, pero con un contenido importante, trascendente y tremendamente poderoso, que te permitirá comprobar cómo a medida que entendemos más cosas, todo se hace más simple.

Aprenderás a comunicarte con tu subconsciente, y a permitirle que te muestre aquellos ámbitos de tu vida que deberías mejorar. Nuestro subconsciente puede y debe ser nuestro mejor aliado, aunque nuestro propio desconocimiento hace que muchas veces se convierta en nuestro peor enemigo.

El alma de la salud se compone de dos partes complementarias, totalmente diferenciadas y necesarias. Una sin la otra están incompletas y no permiten alcanzar los objetivos de desarrollo personal planteados.

Por un lado está la parte escrita del libro, que incluye gran cantidad de conocimientos, así como las instrucciones precisas para utilizar algunas técnicas que te permitirán acceder a tu subconsciente y liberar bloqueos emocionales.

Por otro lado están los ejercicios guiados por medio de grabaciones, que te permitirán llevar a cabo la reprogramación de las creencias necesarias para tomar las riendas de tu salud y de tu vida. Se trata de ejercicios de transformación de creencias basados en técnicas de formación a nivel subconsciente, que aprovechan la capacidad que todos tenemos de dar instrucciones a nuestro subconsciente cuando nos relajamos y bajamos la frecuencia de nuestro cerebro.

Te encuentras en estos instantes ante un puente al futuro. Si sigues leyendo, y pones en práctica las técnicas incluidas en este libro, asumirás el control y la responsabilidad absolutos de tu vida y de tu salud.

Estás mucho más cerca de lo que piensas de crear esa vida saludable que deseas. ¡Te animo a que continúes!

En cualquier caso, los consejos incluidos aquí no sustituyen a las terapias o tratamientos que estés siguiendo en estos momentos. Se trata de un complemento que te ayudará a valorar los hábitos que mantienes en tu día a día y a decidir con mayor conocimiento de causa qué hacer respecto a ellos.

Por tanto, NO DEBES SUPRIMIR NINGÚN TIPO DE MEDICACIÓN SIN CONSULTAR PREVIAMENTE A UN PROFESIONAL SANITARIO.

Este libro tiene que ver en realidad con la educación y la motivación necesarias para transformar la actitud de una sola persona hacia su salud, y esa persona eres tú.

Te recomiendo que disfrutes del proceso, evitando buscar culpables o sentirte mal si hasta ahora tus hábitos te habían conducido en una dirección *no saludable*. Lo importante es el momento presente, y lo que hagas a partir de ahora. Recuerda que ¡nunca es demasiado tarde para cambiar!

Tu futuro está al cien por cien en tus manos.
Siempre ha sido así y siempre lo será.

¡Enhorabuena por haber emprendido este camino!

RICARDO EIRIZ

– 1 –

LA SALUD

Toda verdad atraviesa tres fases.
Primero, es ridiculizada.
Segundo, recibe violenta oposición.
Tercero, es aceptada como algo evidente.

ARTHUR SCHOPENHAUER

Cuando en 1931 el doctor Otto Heinrich Warburg obtuvo el Premio Nobel de Medicina por sus investigaciones sobre las células, y sus descubrimientos sobre la causa primaria y la prevención del cáncer; o cuando en 1946 el doctor Max Gerson presentó ante el Congreso de Estados Unidos su tratamiento para curar el cáncer y muchas otras enfermedades *incurables*; o cuando Linus Pauling, premiado en dos ocasiones con el Premio Nobel (1954 y 1962), difundía activamente el papel de las vitaminas, en especial la vitamina C, en el restablecimiento y la conservación de la salud, nadie podía ni siquiera soñar que en el año 2014 el cáncer sería una de las enfermedades más mortíferas a nivel mundial, y que estos descubrimientos habrían caído en el olvido.

Sin duda, que haya ocurrido de este modo no es casualidad. Hay demasiados intereses detrás de las enfermedades como para permitir que la enorme maquinaria económica creada a su alrededor desaparezca.

La esperanza de vida se ha casi duplicado en los últimos veinte años, pero ¿con qué calidad de vida transitamos durante la última etapa de esa larga existencia?

Por desgracia los médicos, con su escaso tiempo, falta de libertad y autonomía, y conocimientos totalmente dirigidos y enfocados hacia la enfermedad, se han acabado convirtiendo inconsciente e involuntariamente en títeres e instrumentos de las grandes compañías farmacéuticas, que no podrían haber soñado con un mundo más perfecto: una sociedad crónicamente enferma.

La información manipulada que habitualmente recibimos y la publicidad que nos bombardea con fines exclusivamente económicos hacen muy difícil discernir lo que realmente es cierto, lo que realmente es sano, lo que nos fortalece o lo que nos da poder. No interesa que la gente esté sana; lo que interesa es mantenerla ignorante, confusa, debilitada, enferma y con miedo.

La mayor parte de la población se medica continuamente, en muchos casos para paliar los efectos secundarios de los propios medicamentos. Está en nuestras manos aceptar esta situación o cambiarla.

Lo que llamamos enfermedades son únicamente síntomas, y por tanto lo que debemos hacer no es combatirlos, sino entenderlos, y de ese modo poder corregir aquello que los genera. La enfermedad no es algo aleatorio, ni estamos predeterminados a sufrirla. La enfermedad es una forma de expresión que tiene nuestro ser para decirnos que algo no está bien en nuestra vida, que hay algo que no estamos haciendo correctamente.

> *En este libro no vamos a hablar de enfermedad, sino*
> *de todo lo contrario, vamos a hablar de salud.*

Ahora tenemos los conocimientos, la necesidad y la tecnología necesarios para llegar al ámbito donde todo es posible, nuestro subconsciente, y elegir el tipo de vida que deseamos vivir. Se trata de algo que solo cincuenta años atrás habría sido imposible.

Descubrirás los factores que influyen en la salud, reforzando nuestro sistema inmunitario, y lo que podemos hacer nosotros para disfrutar de una vida plenamente saludable. Se abordará el tema desde una perspectiva integral, teniendo en cuenta las distintas dimensiones en las que nos desarrollamos como personas: física, mental, emocional y espiritual.

Mantener el equilibrio y la coherencia en estas cuatro áreas es fundamental para disfrutar de una vida sana y plena. No hacerlo conduce a nuestro cuerpo hacia un difícil equilibrio, en el que perdemos la salud y generamos enfermedad y sufrimiento.

Si queremos conseguir éxito en la vida, riqueza, ser un gran bailarín, un fantástico atleta..., tendremos que fijarnos en aquellos que tienen éxito, riqueza ò son grandes bailarines o atletas. ¿Por qué no hacemos lo mismo cuando buscamos estar sanos? ¿Por qué nos fijamos exclusivamente en la enfermedad? ¿Por qué no tomamos las riendas y aceptamos la responsabilidad sobre nuestra propia salud? Estar enfermo es estar falto de salud, por tanto es la salud lo que debemos buscar activamente, y no la forma de deshacernos de la enfermedad.

Fijar nuestra atención en la enfermedad responde al enfoque que ha adoptado históricamente la medicina occidental, empeñada en luchar contra ella y en cambiar la química del organismo por medio de fármacos. Fijarnos en las personas que están enfermas, o en la propia enfermedad, es como fijarnos en los que fracasan en cualquier disciplina cuando nuestra intención es alcanzar el éxito en ella.

Una mente que fija su atención donde no está la respuesta es una mente ineficiente o incluso negativa, y de una mente así nunca puede salir una vida vibrante, positiva, alegre y llena de pasión.

El alma de la salud es un libro que no se centra en las enfermedades y en el porqué de cada una de ellas, sino en la salud y en lo que debemos o podemos hacer para vivir una vida placentera de forma saludable, que dificulte, o impida, la aparición de cualquier tipo de patología.

Podemos vivir la vida de forma reactiva, escapando de aquello que no nos agrada, como por ejemplo la enfermedad, o bien podemos vivirla de forma proactiva, lo que significa, en este caso, buscar y perseguir la salud.

Habitualmente desarrollamos enfermedades y patologías de todo tipo sin saber por qué. Ni siquiera los médicos nos proporcionan respuestas sobre el origen de nuestras dolencias. Es la consecuencia directa del contenido de los estudios en las facultades de medicina, donde las enfermedades y la eliminación de los síntomas constituyen el eje sobre el que se vertebran todos los temarios. El origen real de las enfermedades es, por lo general, un mundo desconocido para el colectivo médico, al que no se le enseña nada sobre nutrición, ejercicio físico, emociones o la mente humana.

Resulta evidente tras los últimos descubrimientos de la ciencia que el motivo de las enfermedades no está en nuestra herencia genética, sino en los factores ambientales. ¿Qué significa esto? Significa que somos nosotros quienes de forma consciente o inconsciente desarrollamos las enfermedades. Son nuestras *decisiones* sobre lo que comemos, sobre los campos electromagnéticos a los que nos acercamos, sobre las emociones que permitimos que se graben en nuestro interior, sobre las creencias que conducen nuestra vida, etc., lo que provoca el deterioro de nuestra salud.

Si quieres realmente tener una existencia saludable y hacer que tu vida sea algo totalmente tuyo, sigue leyendo, y sobre todo realiza los ejercicios propuestos, ya que gracias a ellos reprogramarás tu subconsciente para vivir una vida saludable. Este libro te llevará a alcanzar la motivación necesaria para asumir la responsabilidad y el control de tu salud.

Nuestra salud no es algo que podamos delegar. Somos nosotros, como consecuencia de las decisiones que tomamos, de forma consciente o inconsciente, los que generamos salud o enfermedad. Pensar que alguien externo a nosotros mismos tiene el poder de mantenernos sanos es eludir nuestra propia responsabilidad.

Ni la sociedad en su conjunto, ni la familia, ni los médicos tienen responsabilidad alguna sobre nuestra salud. Únicamente ejercen una cierta influencia sobre nuestros pensamientos, creencias y emociones. Somos nosotros los que generamos en nuestro cuerpo el entorno en el que se desarrolla la salud o la enfermedad.

Culpar a los demás de nuestros problemas, ya sea a nuestros padres, nuestros médicos, nuestros profesores, nuestros jefes..., es tan solo una forma de intentar excusarnos a nosotros mismos, de evitar asumir una responsabilidad que es cien por cien nuestra y de entregar nuestro poder a los demás. Somos cada uno de nosotros, por tanto, los responsables de nuestra propia salud.

Tú y solamente tú eres el responsable de tu salud.

Los factores que se hallan en el origen de las enfermedades, como la nutrición, las emociones o el electromagnetismo, no forman parte de las materias objeto de enseñanza en las facultades de medicina. Quien espere que esta disciplina le mantenga sano está perdido.

Tanto la salud como la enfermedad son respuestas de nuestras células ante determinados estímulos. Nuestro cuerpo reacciona de forma automática ante ellos. Ser conscientes de los estímulos que conducen a nuestras células hacia la salud o hacia la enfermedad es, por tanto, la base de una vida saludable y dichosa.

Hemos de convertirnos en expertos en nosotros mismos y tener conocimientos sobre todos los factores que influyen en nuestra propia salud o enfermedad.

La comida, la bebida, el tabaco, los campos electromagnéticos que nos rodean, nuestros pensamientos, nuestras creencias o nuestras emociones son algunos de los estímulos más importantes que introducimos a diario en nuestro organismo.

Algunas personas comen por placer; otras lo hacen pensando en satisfacer las necesidades energéticas de su organismo; para otras es una evasión que les permite compensar algún estado emocional negativo, como la ansiedad o el estrés; otra posibilidad es hacerlo para cubrir la necesidad de pertenencia a un determinado grupo social, y hay también quien se alimenta sin un objetivo o criterio definido, tan solo porque hay momentos en los que *toca* comer.

Es crucial tener claro que la comida es una forma de generar la energía necesaria que nos mantiene con vida. No es la única posible, pero sin duda es la que mayoritariamente utilizamos. Al igual que ocurre en el caso de un automóvil, que está adaptado para funcionar con un carburante que posea unas características determinadas, las personas estamos preparadas para funcionar de forma óptima con unos determinados alimentos, y nos cuesta funcionar con otros. Utilizar un carburante o unos alimentos no adecuados supone asumir una ineficiencia y un sobrecoste elevadísimos.

Debemos aprender cómo alimentarnos de forma óptima para obtener la energía necesaria para vivir y eliminar al máximo el despilfarro energético que, como veremos, desemboca en una salud deficiente.

Debemos conocer los alimentos tóxicos, que directamente afectan de forma negativa a nuestro organismo.

Debemos conocer las combinaciones de alimentos que alargan innecesariamente el proceso de la digestión, retrasando la absorción de nutrientes y fomentando la acumulación de toxinas en nuestro organismo.

Debemos aprender a comer de forma equilibrada, ingiriendo todas las vitaminas y minerales necesarios para el equilibrio de la salud, ya que cualquier déficit en vitaminas o minerales genera desequilibrios y, en consecuencia, abre una puerta a la aparición de enfermedades.

Debemos tener creencias que apoyen la salud y la curación, y desprendernos de aquellas que conducen a la enfermedad.

Debemos saber cómo gestionar nuestras emociones y liberar los bloqueos emocionales que hemos ido acumulando a lo largo de nuestra vida. Se trata de problemas emocionales que están todavía por resolver. Son recuerdos que se almacenan en nuestras células y nos mantienen vibrando en bajas frecuencias energéticas.

Debemos asumir nuestra propia responsabilidad sobre nuestra salud, y no trasladarla a nuestros padres o médicos. Todos los recursos para sanar los llevamos dentro.

La mejor noticia es que, al igual que enfermamos como respuesta a unos determinados estímulos, nos recuperamos si cambiamos dichos estímulos por otros que estén alineados con la SALUD.

Nuestro cuerpo busca siempre el equilibrio. Esa es su situación natural. ¿Qué significa esto? Significa que siempre busca adaptarse a las condiciones ambientales en las que se encuentra. Nuestro subconsciente da las órdenes necesarias para que podamos sobrevivir en el ambiente en que permanecemos en cada momento. Nuestras células se adaptan al entorno a cada instante para garantizar ese equilibrio. Hemos de entender que el desarrollo de una determinada enfermedad, como por ejemplo el cáncer, es la forma que tiene nuestro organismo de alcanzar dicho equilibrio. Nuestras células mutan para poder sobrevivir en un entorno hostil. Son reacciones automáticas ante unos determinados estímulos, por medio de las cuales la naturaleza está tratando de decirte que estás viviendo una situación que no te conviene. Entendiendo la enfermedad de este modo, te resultará mucho más fácil estar sano.

Nuestro cuerpo busca siempre el equilibrio.
Esa es su situación natural.

Todas nuestras células se regeneran en menos de un año. En consecuencia, cualquier enfermedad que aparezca pasado este tiempo no tiene nada que ver con brotes que hayas podido sufrir anteriormente de la misma enfermedad. La única relación puede hallarse en los factores que las originan. Pensar, por ejemplo, que un cáncer vivido en algún momento de nuestra vida es el origen de otro, que aparece en la misma zona del cuerpo u otra diferente pasados unos años, no tiene ningún respaldo científico. Lo que sí es cierto es que los factores que originaron el primer brote de la enfermedad pueden ser los mismos que están originando el segundo, y es ahí donde debemos resolver el problema.

Incluso nuestros pensamientos y, en mayor medida, nuestras emociones tienen la capacidad de modificar las reacciones químicas de nuestro cuerpo. Emociones como el miedo, la pena, la envidia, los celos, el odio, la culpa, la vergüenza, el resentimiento o la impotencia generan sustancias químicas perjudiciales, que acaban intoxicando nuestra sangre, músculos, órganos, piel, etc. Por su parte, emociones positivas como el amor, el perdón, la compasión, la solidaridad, la alegría o el entusiasmo liberan endorfinas, que fortalecen el sistema inmunitario y derrotan a la enfermedad.

Desde hace años conocemos el origen
de la mayoría de las enfermedades.

El origen de la mayoría de las enfermedades, incluido el cáncer, se conoce desde hace muchos años. Fue Otto Heinrich Warburg quien, en 1931, descubrió que las células cancerosas son células sanas que han mutado para adaptarse a un entorno ácido, y por tanto falto de oxígeno. En su tesis *La causa primaria y la prevención del cáncer*, indica: «Todas las enfermedades son ácidas y donde hay oxígeno y alcalinidad no pueden existir enfermedades, incluido el cáncer».

En su obra *El metabolismo de los tumores*, Warburg demostró que:

➤ La acidez y la falta de oxígeno van siempre de la mano.
➤ Un entorno ácido es siempre un entorno sin oxígeno.
➤ Las células sanas requieren oxígeno para vivir, mientras que las células cancerosas pueden vivir sin él.
➤ Todas las formas de cáncer se caracterizan por dos condiciones básicas: la acidosis y la hipoxia (falta de oxígeno).
➤ Las células cancerosas son anaeróbicas (no respiran oxígeno) y no pueden sobrevivir en presencia de altos niveles de oxígeno.

En definitiva, lo que descubrió Warburg, y muchos otros científicos corroboraron posteriormente, es que el cáncer no es más que un mecanismo de defensa que tienen ciertas células del organismo para continuar con vida en un entorno ácido y carente de oxígeno.

Un cuerpo sano y saludable es un cuerpo alcalino, en el que las células están perfectamente oxigenadas.

Veremos que son varios los factores que permiten regular el nivel de acidez o alcalinidad en nuestro organismo, y que está en nuestras manos controlar en todo momento este equilibrio.

No obstante, el nivel de acidez es tan solo una de las posibles lecturas que podemos hacer. En realidad, como si de distintas caras de una misma moneda se tratase, podemos hablar de acumulación de radicales libres, de bajas frecuencias energéticas, de compresión y desactivación de códigos en las hélices de ADN, de desequilibrios de polaridad magnética, etc.

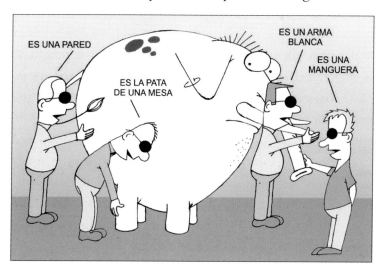

Como ocurre en la fábula de los seis ciegos y el elefante, en la que cada uno de los invidentes toca una parte distinta del animal y lo describe imaginando que esa parte es el elefante mismo, en el tema de la salud acostumbra a darse una ceguera parcial. Cada uno mira exclusivamente aquello que le interesa, o aquello en lo que es experto, dejando de lado el resto de los descubrimientos e investigaciones. Si lo observas con detalle y amplitud de miras, te das cuenta de que todas esas visiones parciales forman parte de un todo, y que todas las piezas encajan como si de un puzle se tratara.

Abordar de forma integral nuestra propia responsabilidad en el mantenimiento de la salud requiere conocer las distintas perspectivas, y de ese modo hacernos conscientes de todos y cada uno de los elementos que nos llevarán a mantenernos sanos.

Una de estas perspectivas nos lleva a fijarnos en el pH del organismo, y en consecuencia en la acidez o la alcalinidad. El pH de la sangre humana debe ser ligeramente alcalino. Si el pH neutro es el 7, la sangre debe estar entre 7,35 y 7,45. En general, un pH por debajo de 7 es ácido, y obliga a las células a mutar para adaptarse a dicho entorno. En el caso concreto de la sangre, un pH inferior a 7 nos llevaría a un estado de coma.

Otro punto de vista nos permite ser conscientes de que las personas contenemos distintos campos y circuitos de energía eléctrica que recorren nuestro cuerpo. Cuando esta circulación se ve interrumpida o bien es objeto de interferencias, aparecen desequilibrios de polaridad magnética o acumulamos grandes cantidades de radicales libres (moléculas con carga positiva). Para compensar estos desequilibrios, nuestras células se ven obligadas a mutar. ¿Te suena?

Si miramos las frecuencias energéticas, observamos que las células sanas vibran en un determinado rango de frecuencias, mientras que las enfermas presentan frecuencias totalmente diferentes, y mucho más lentas que las de las células sanas. Técnicas de diagnóstico médico como el TAC o la resonancia magnética se basan en este hecho. Si permitimos que nuestras células vibren en frecuencias muy lentas, las estaremos obligando a mutar para poder sobrevivir. ¿Te suena?

Si profundizamos en los conocimientos sobre el ADN, encontramos que las hélices de ADN cambian físicamente en función del entorno. Se expanden o se contraen, al tiempo que se activan o desactivan algunos de sus sesenta y cuatro códigos de aminoácidos en función de determinados estímulos. Cuando las hélices de ADN se contraen y se desactivan algunos de sus códigos, estamos abriendo la puerta a la mutación de las células. ¿Te suena?

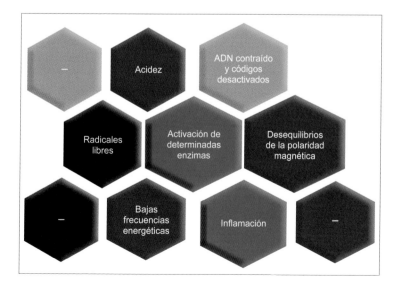

Podemos fijarnos también en la inflamación, siempre existente cuando se desarrollan ciertas enfermedades, en la activación de determinadas enzimas como respuesta ante estímulos concretos, en los déficits de vitaminas y minerales, etc.

En definitiva, son muchas las visiones parciales sobre el mismo tema. Todas ellas tienen razón, forman parte de la misma realidad, y por tanto son complementarias y nos ayudan a ver la totalidad del problema.

Para simplificar, en el resto del libro se hablará de las consecuencias de cada estímulo exclusivamente desde la perspectiva de la acidez y la alcalinidad, aun sabiendo que al hacerlo se deja a un lado todo el resto de los factores que concurren en el proceso de generación de la enfermedad.

La enfermedad, en cualquiera de sus múltiples caras, puede ser el resultado de factores como:

- Alimentación deficiente.
- Ingerir sustancias tóxicas.
- Exposición a campos electromagnéticos.
- Sedentarismo y conformismo.
- Acumulación de emociones no digeridas.
- Creencias alineadas con no merecer, no desear o no considerarse capaz de estar sano.
- Excusas para no llevar a cabo una actividad a la que no queremos decir «no» de una manera directa, pero tampoco nos sentimos capaces de realizar.
- Fórmulas de escape ante una situación a la que no vemos salida.
- Excusas para llamar la atención de las personas queridas.

- ➤ Mecanismos de supervivencia como resultado de una vida que no nos satisface.
- ➤ Medios para culpar a la persona a la que creemos responsable de todos nuestros sufrimientos.
- ➤ ...

Cualquiera de estas situaciones, al igual que muchas otras, genera reacciones químicas, energéticas, biológicas, magnéticas, etc., en nuestro organismo, de modo que abre las puertas para que aparezcan las enfermedades, en un intento de nuestras células de buscar el equilibrio.

Es posible y totalmente recomendable recuperar tu poder personal.

Es posible y totalmente recomendable estar sano.

Es posible y totalmente recomendable ser feliz.

Es posible y totalmente recomendable definir y alcanzar tus metas.

En definitiva, es posible y totalmente recomendable

tomar las riendas de tu propia vida.

Nuestras células se reproducen continuamente, sin descanso, los siete días de la semana y los trescientos sesenta y cinco días del año. En tres meses se regenera totalmente la estructura ósea, el hígado lo hace en seis semanas, la piel tarda entre tres y cuatro semanas, los ojos en dos días, etc. En un año, todas las células de nuestro cuerpo son completamente nuevas. Basta que haya una célula sana en el cuerpo para que exista la posibilidad de regenerarse por completo. Una célula madre puede regenerar todo un órgano, y cualquier célula puede ser convertida en célula madre.

Además, podemos cambiar nuestros patrones de conducta y reprogramar la memoria de nuestras células, de forma que a medida que se van dividiendo y regenerando, tengan ya desde su origen un mensaje positivo. En consecuencia, las noticias no podrían ser mejores: aprender a vivir de un modo sano está al alcance de todo el mundo.

Ha llegado el momento de dejar de vivir la vida de forma pasiva, al ritmo de los demás, para empezar a vivirla de forma proactiva, decidiendo cómo comportarte a cada instante para alcanzar los objetivos que tú decidas por ti mismo. Ha llegado el momento de permitirte desarrollar todas tus capacidades con plenitud, asumiendo una responsabilidad plena sobre tu vida, tu salud y tu felicidad.

> *Si pones al ser humano en un entorno nocivo, igual que la célula, enferma. Si lo trasladas a un entorno sano, entonces sana.*
>
> BRUCE LIPTON

– 2 –

LOS PILARES DE TU SALUD

Tú eliges hacia dónde y tú decides hasta cuándo,
porque tu camino es un asunto exclusivamente tuyo.

JORGE BUCAY

Cual funámbulo que camina por una cuerda suspendida en el aire, cada uno de nosotros se desplaza por la vida intentando mantener su salud en equilibrio. Avanzamos por la cuerda de nuestra salud sin conocer cuáles son sus puntos de anclaje, cuáles los pilares en los que se sostiene la cuerda, ni cuáles los factores que dan solidez a dichos pilares. Nos movemos entre la salud y la enfermedad al son de los estímulos que nos llegan, sin ser habitualmente conscientes de su verdadero impacto.

Son diversos los factores generadores de estímulos, que nos conducen a vivir en la salud o en la enfermedad. Estímulos que generan en nuestro organismo la necesidad de buscar el equilibrio, haciendo que nuestras células estén sanas o enfermas. Pero ¿quién controla realmente estos estímulos? ¿Quién tiene la capacidad de impedir aquellos que nos conducen directamente a la enfermedad y de activar los que nos conducen a la salud? ¿Son realmente nuestros genes los que nos llevan a tener salud o a enfermar? ¿Cuáles son realmente los factores que generan estímulos de salud o enfermedad? ¿Podemos, cada uno de nosotros, controlar estos factores?

Estas y muchas otras preguntas hallarán respuesta en las siguientes páginas.

¿QUIÉN ESTÁ AL MANDO?

> *La mente intuitiva es un regalo sagrado y la mente racional es un fiel sirviente. Hemos creado una sociedad que rinde honores al sirviente y ha olvidado el regalo.*
>
> ALBERT EINSTEIN

Al igual que sucede con todos los demás ámbitos de nuestras vidas, somos nosotros mismos quienes de forma inconsciente, por medio de nuestras decisiones y acciones diarias, generamos los estímulos que dirigen nuestro equilibrio en el ámbito de la salud.

Por lo general, somos poco conscientes del poder y la responsabilidad que tiene sobre nuestras vidas la mente subconsciente. A menos que hayamos sido entrenados para reconocer su lenguaje y cómo funciona, podríamos pasar su existencia por alto completamente, pero no por ello deja de realizar su importante labor.

Nuestra mente presenta una dualidad importante: la mente consciente y la mente subconsciente.

La mente consciente es la creativa y la analítica, la que puede conjurar los pensamientos positivos. Por el contrario, la mente subconsciente es estrictamente maquinal: repite las mismas respuestas a las señales vitales una y otra vez. Los actos de esta última son de naturaleza refleja y no están controlados por la razón o el pensamiento; evita que seamos conscientes de todo lo que hacemos: respirar, masticar, parpadear, hacer la digestión, estornudar, conducir, crear nuevas células, etc. Por otro lado, también presenta desventajas, ya que una vez memorizado algo, reproduce siempre el mismo patrón de comportamiento.

La mente subconsciente es una gran amiga que realiza las funciones biológicas que nos mantienen vivos cada día, y lo hace automáticamente para que podamos enfocar nuestra atención en otras cosas. Es la responsable directa del equilibrio de nuestro organismo, y por tanto de hacer evolucionar las células para adaptarse a los estímulos que reciben a cada instante.

El subconsciente es como una base de datos en la que se almacena todo lo que has experimentado a lo largo de tu vida, y cuya función se limita únicamente a interpretar las señales medioambientales y a activar las respuestas apropiadas a cada situación sin hacer juicios ni preguntas. Es como un disco duro regrabable en el que se almacenan todas nuestras experiencias.

La mente subconsciente es nuestro piloto automático, mientras que la mente consciente es el control manual.

La mente subconsciente es mucho más grande y poderosa que la mente consciente. Procesa alrededor de veinte millones de estímulos por segundo frente a los cuarenta que interpreta la mente consciente en el mismo tiempo. Examina con detenimiento el mundo que nos rodea y las señales externas, y percibe las condiciones del entorno y reacciona de inmediato seleccionando un comportamiento previamente adquirido, sin participación alguna de la mente consciente. Más del noventa y cinco por ciento de nuestras experiencias cotidianas están dirigidas desde el nivel subconsciente.

Mientras ocupamos nuestra mente consciente con pensamientos de cualquier tipo, o mientras dormimos, es nuestra mente subconsciente la que está al mando de nuestro cuerpo y de todas nuestras funciones. Es la responsable por tanto de mantenernos con vida.

¿Recuerdas haberte dormido después de horas de enfrentarte a un problema, para despertar al día siguiente con la solución? ¡Tu mente subconsciente había estado trabajando toda la noche en el problema, y lo había resuelto! Estas situaciones se dan con más frecuencia de lo que pensamos, ya que nuestra mente subconsciente no descansa nunca.

El subconsciente no espera a realizar un análisis de la situación, simplemente actúa. Y teniendo en cuenta que el noventa y cinco por ciento de nuestras decisiones, acciones, emociones y conductas provienen de él, si nuestras percepciones o aprendizaje no han sido correctos, nuestras respuestas tampoco lo serán. Es decir, nuestras respuestas a los estímulos externos están controladas por nuestras percepciones e ideas, que en realidad se convirtieron en creencias.

Somos nosotros mismos, por medio de nuestra mente subconsciente, los que movemos los hilos de nuestra salud. Somos nosotros mismos, de acuerdo con las creencias y bloqueos emocionales que tenemos a cada instante, los que determinamos los alimentos que ingerimos, el tabaco, alcohol o drogas que consumimos, los campos electromagnéticos a los que nos exponemos, las emociones que permitimos que controlen nuestra existencia o las respuestas automáticas ante nuestra concepción de la vida, de las relaciones, de la salud, etc.

La clave está en esa base de datos que consulta nuestro subconsciente cuando se encuentra ante cualquier estímulo, y que es la responsable de nuestros hábitos. La clave está en nuestras creencias.

La clave está en las creencias y bloqueos emocionales que componen esa base de datos, llevando a nuestro subconsciente a generar unos determinados patrones de comportamiento de forma repetitiva. Debemos conseguir que esos patrones de comportamiento nos conduzcan siempre hacia la salud. Ese mismo es el objetivo que persiguen los ejercicios incluidos a lo largo de este libro.

Ahora bien, la reprogramación de las creencias, así como la liberación de los bloqueos emocionales, requiere técnicas específicas. La razón se halla en las diferencias físicas existentes entre nuestra mente consciente y nuestra mente subconsciente. La primera funciona a cuarenta ciclos por segundo, mientras que la segunda lo hace a veinte millones de ciclos por segundo, diferencia de tal magnitud que hace físicamente imposible la resonancia entre ambas.

Las creencias, al igual que ocurre con los bloqueos emocionales, se almacenan en nuestras células en forma de frecuencias energéticas. Modificar estas frecuencias requiere la aplicación de otras frecuencias de características similares, a fin de generar una cierta resonancia, ya sea constructiva o destructiva. Como la mayoría habrá podido comprobar en multitud de ocasiones a lo largo de su vida, la simple intención generada por nuestra mente consciente no basta para llevar a cabo esa transformación a nivel subconsciente.

Las técnicas y ejercicios que se muestran en este libro permiten acceder al nivel subconsciente, generando frecuencias de características similares a las que utilizan nuestras creencias y bloqueos emocionales. De modo que se trata de técnicas y ejercicios tremendamente poderosos que te recomiendo encarecidamente realices llegado el momento.

LA FALACIA DEL DETERMINISMO GENÉTICO

*Tendremos que pensar de un modo sustancialmente
nuevo si queremos que la humanidad sobreviva.*

ALBERT EINSTEIN

Desde que, en el siglo XIX, Darwin afirmara que los rasgos individuales se transmiten de padres a hijos como factores hereditarios, los científicos se centraron en la estructura de la célula como mecanismo de transmisión. Un siglo más tarde, en 1953, James Watson y Francis Crick descubrieron la estructura y la función de la doble hélice de ADN, definiéndola como la molécula perfecta para la herencia. Desde entonces su teoría se convirtió en la base de la biología molecular.

Por suerte, multitud de investigaciones en el campo de la epigenética nos han abierto los ojos a una realidad muy diferente: no somos víctimas de nuestros genes, sino los dueños y señores de nuestros destinos. La información que regula la biología comienza con señales ambientales, o lo que es lo mismo, es el ambiente el que regula el desarrollo y comportamiento de las células, como tan bien nos muestra Bruce Lipton en su libro *La biología de la creencia*.

Lo que determina nuestra realidad física no son los genes, sino el entorno. Es nuestro entorno a través de las señales ambientales que absorbemos, generando la reacción de nuestro subconsciente, lo que genera nuestra realidad.

Las señales ambientales abarcan todo tipo de energía, desde el Sol y los planetas hasta nuestros propios pensamientos. Nuestro cuerpo es energía, nuestros pensamientos son energía, y toda esta energía influye en nuestra biología.

Nuestra mente, a través de los pensamientos, sentimientos y emociones que genera, es responsable directa de nuestra biología y nuestra genética.

Son muchas las investigaciones y experimentos científicos que nos muestran cómo nuestras emociones tienen el poder de cambiar la estructura de nuestro ADN, eliminando de este modo una gran parte de los condicionamientos genéticos que históricamente nos han venido inculcando.

En esta misma línea, el doctor George W. Crile nos dice que el cáncer no se contagia ni se hereda; lo que se hereda son las costumbres alimenticias, ambientales y vitales que lo producen.

Diversos estudios sobre el cáncer que incluyen a hijos adoptados, como el realizado por Sørensen, Nielsen, Andersen y Teasdale en 1988, publicado por la revista *New England Journal of Medicine*, han demostrado que los antecedentes no tienen nada que ver con el desarrollo del cáncer en los descendientes. En concreto, el estudio citado concluyó que los genes de familias en que abuelo y el padre murieron de cáncer antes de los cincuenta años, teniendo genes con predisposición a esa enfermedad, no influyeron en absoluto en sus hijos biológicos que fueron adoptados y vivieron en otras familias. Asimismo, niños sin predisposición genética al cáncer que fueron adoptados y convivieron con familias cuyos padres habían muerto de cáncer antes de los cincuenta años habían multiplicado por siete el riesgo de contraer dicha enfermedad.

Basándose en todo esto, se puede afirmar que tener antecedentes de cáncer en la familia no nos predispone a padecer esa enfermedad, siempre y cuando se cambien los factores ambientales que estaban detrás del origen.

Los seres humanos como organismos vivos no estamos determinados por nuestros genes, sino condicionados por el entorno y sobre todo por nuestras creencias. Somos, por tanto, dueños absolutos de nuestro destino.

Nuestros genes establecen las características de la carretera por la que circulamos a lo largo de nuestras vidas, pero somos nosotros los que decidimos la velocidad, el carburante, el cuidado y el mantenimiento del vehículo con el que circulamos. Si vamos por una carretera con muchas curvas a ciento ochenta kilómetros por hora, es seguro que tendremos un accidente. Lo mismo ocurre con nuestra salud. Si nuestros genes tienen unas determinadas características, entre otras cosas, deberemos ser más sensibles a nuestra alimentación o a la correcta gestión de nuestras emociones que otras personas con genes «más resistentes».

Si nuestro subconsciente percibe, a través de la información que le llega, que el ambiente es seguro, ordenará a las células que se pongan en modo crecimiento, mientras que si percibe que no lo es, la orden será funcionar en modo supervivencia. Si la célula funciona en modo supervivencia durante mucho tiempo, deja de crecer y reproducirse, lo que genera un deterioro enorme en el órgano en que se encuentra.

La evolución de nuestro cuerpo está regulada por las percepciones que tenemos del entorno.

En definitiva, el entorno y la interpretación que de este hace nuestro subconsciente es lo que interfiere en la regulación genética, guiando la evolución del organismo, y no como postulan el neodarwinismo y su determinismo genético cuando afirman que son los genes los que lo dirigen.

LOS CUATRO PILARES DE LA SALUD

Todo hombre es divino y fuerte por sí mismo. Lo débil y malvado en él son sus hábitos, sus deseos y sus pensamientos, pero no él mismo.

Rāmana Maharshi

Vivir una vida en plenitud de condiciones comporta dar solidez a los cuatro pilares fundamentales: físico, mental, emocional y espiritual. Cada uno de estos pilares adquiere propiedades distintas en función de los estímulos a los que es sometido, dirigiéndonos hacia el equilibrio o el desequilibrio, hacia el estrés o la tranquilidad, hacia la tensión o la relajación, hacia la salud o la enfermedad.

Son por tanto cuatro los pilares en los que se ancla la cuerda de nuestra salud, aun sabiendo, como veremos en los siguientes capítulos, que son diversos los factores que determinan la estructura de cada uno de estos pilares.

Cada pilar representa el nivel en el que debemos buscar y gestionar correctamente nuestro equilibrio para mantenernos sanos y en plenitud de condiciones. Haciendo un símil, podríamos decir que mantener el equilibrio en cada uno de estos pilares es como mantener afinado un instrumento musical. Una excesiva tensión o relajación en cualquiera de sus cuerdas lleva al instrumento en cuestión a estar desafinado, a no producir un sonido agradable. A las personas nos ocurre lo mismo: debemos mantener un cierto equilibrio en las cuatro áreas si queremos disfrutar de una vida sana.

El área gestionada por el PILAR FÍSICO incluye aspectos que habitualmente presentan una enorme incidencia en el deterioro de la salud. En general se trata de exposiciones continuadas a determinados estímulos, ya sea a través de la alimentación, de la bebida, de los campos electromagnéticos a los que estamos expuestos, de sustancias tóxicas que introducimos en nuestro organismo o incluso de nuestros hábitos en relación con el ejercicio físico, el descanso, etc.

Estoy hablando de hábitos poco saludables, que generan acidez en nuestro organismo y obligan a nuestras células a adaptarse a este entorno carente de oxígeno.

También puede tratarse de algo que no hacemos, como la falta de deporte o el déficit en la ingesta de algunos minerales o vitaminas absolutamente necesarios para el correcto equilibrio de nuestro organismo.

Tomar conciencia de cada uno de los aspectos que influyen en esta área, así como de lo que podemos hacer para controlarlos, integrando todo ello en nuestro subconsciente para que nos resulte fácil caminar en la dirección correcta, será el objetivo del capítulo «Pilar físico».

El PILAR EMOCIONAL incluye la correcta gestión de las emociones. Cada emoción, cuando es generada, supone un determinado mensaje que nuestro subconsciente nos está transmitiendo y requiere de una determinada actuación.

No gestionar correctamente las emociones cuando se presentan conlleva el peligro de generar bloqueos emocionales. Las emociones se quedan entonces vibrando en nuestras células, presentándose repetidamente en nuestras vidas cada vez que nos encontramos en situaciones en las que son susceptibles de aparecer de nuevo. Se trata de emociones que en su momento nos fueron útiles para superar aquella situación que las originó, pero que en la actualidad nos pueden mantener anclados en patrones de comportamiento altamente autodestructivos.

Los bloqueos emocionales negativos, que incluyen emociones como la ira, el miedo, la culpa o la vergüenza, entre otras, mantienen a nuestras células vibrando en bajas frecuencias energéticas, que generan acidez a su alrededor y que las obligan a mutar para sobrevivir.

Mantenernos libres de bloqueos emocionales, liberando aquellos que tengamos dentro, así como saber gestionar correctamente las emociones cuando se presentan serán los caminos que nos llevarán a mantener el equilibrio en el área emocional, y que se desarrollarán en el capítulo «Pilar emocional».

El **PILAR MENTAL** nos ayuda a mantener nuestro cerebro en constante actividad. Al igual que ocurre con cualquier otra parte de nuestro cuerpo, si dejamos de utilizar nuestro cerebro a nivel intelectual, rápidamente se deteriora. Afortunadamente, con independencia de la edad, podemos activar nuestro cerebro a voluntad, generando nuevas conexiones neuronales una y otra vez. Nunca es tarde para hacerlo. Y de este modo podemos seguir disfrutando de una vida intelectualmente activa de forma prácticamente indefinida.

Son nuestras creencias las que nos llevan a perder la ilusión y el entusiasmo llegado un determinado momento en la vida. Es lo que pensamos de nosotros mismos y de nuestra capacidad para mantenernos sanos, activos y con proyectos lo que nos lleva a frenar esa actividad intelectual, y en consecuencia a inhabilitar gran parte del cerebro, perdiendo rápidamente capacidades que hasta ese momento teníamos. Las consecuencias son tremendas, ya que se aceleran el envejecimiento y la decadencia de buena parte del organismo.

El capítulo «Pilar mental» te permitirá entender el funcionamiento de tu cerebro y te guiará en la transformación de todas las creencias necesarias para poner a funcionar de forma óptima ese órgano tan preciado, y al mismo tiempo tan desconocido.

El **PILAR ESPIRITUAL** está dirigido por la concepción que tenemos de la vida y de nosotros mismos, por nuestros valores, por la forma de entender nuestra presencia en este planeta, por el modo de interpretar la muerte, etc. En esta interpretación se halla el origen de buena parte de nuestros problemas y nuestros miedos.

Son muchas las creencias relacionadas con el pilar espiritual que inciden en nuestro día a día, acercándonos o alejándonos de un equilibrio saludable, acercándonos o alejándonos de nuestro poder personal para crear y vivir la vida que realmente deseamos.

Es nuestro nivel de conciencia el que maneja el área de nuestra vida que depende directamente del pilar espiritual. Una visión de la vida acotada, inconexa, altamente competitiva, que acaba con la muerte física del individuo..., está asociada a un nivel de conciencia de bajas frecuencias, que facilita el desarrollo de una vida poco saludable.

Tomar conciencia de todos estos factores e interiorizar las creencias que nos permiten ampliar nuestra concepción de la realidad y de nosotros mismos, es lo que encontrarás en el capítulo «Pilar espiritual».

TOMANDO LAS RIENDAS

El que aprende y aprende y no practica lo que sabe
es como el que ara y ara y no siembra.

PLATÓN

Gestionar correctamente los cuatro pilares que soportan tu salud comporta:

➤ Conocer los factores que determinan el grado de robustez de cada pilar, provocando que nos desplacemos hacia la salud o la enfermedad.

➤ Programar tu mente subconsciente para que el noventa y cinco por ciento de tus acciones y decisiones diarias, que están controladas por esta, permanezcan perfectamente alineadas con hábitos saludables.

En los próximos capítulos se te darán algunas pinceladas de los factores más importantes que dirigen nuestra vida en el ámbito de la salud. Obtendrás un mínimo de conocimientos que te permitirá tomar conciencia y ponerte en el camino que te dirige directamente a afinar tu salud cual instrumento musical.

También encontrarás información práctica para profundizar en cada uno de estos factores cuando lo consideres oportuno. Te animo a que lo hagas, ya que eres tú, y nadie más que tú, el responsable máximo y único de tu salud.

Tratar de convertirse en alguien brillante, productivo o saludable sin cambiar los hábitos básicos y las estructuras de la propia vida es un esfuerzo inútil. En consecuencia, la parte más importante de este libro es la transformación interior que vas a acometer, y que te permitirá adquirir hábitos saludables a partir de ahora.

En cada uno de los próximos capítulos llevarás a cabo un proceso guiado de transformación de creencias, por medio del cual alinearás tu mente consciente y tu mente subconsciente para desarrollar hábitos saludables.

Además, en el capítulo «Pilar emocional», aprenderás a identificar aquellos bloqueos emocionales que arrastres de tu pasado y a liberarte de ellos. Se trata de una herramienta tremendamente poderosa, aunque sencilla y rápida al mismo tiempo.

En todo este proceso hay algunas herramientas que necesitas conocer y que te serán de gran utilidad incluso una vez hayas finalizado la lectura de este libro. No son las únicas que utilizarás, pero son necesarias para llevar a cabo el proceso satisfactoriamente:

> El **TEST MUSCULAR** te permitirá saber dónde estás en cada momento y cuál es el camino que debes seguir para alcanzar tu equilibrio interior. Será tu brújula personal.
> El **PASO CRUZADO** facilita la activación conjunta de ambos hemisferios del cerebro. Lo utilizaremos cada vez que vayamos a transformar creencias, ya que haciéndolo nos aseguramos de que todo el cerebro esté activado para esas creencias.

 Antes de continuar con el descubrimiento y puesta en práctica de estas herramientas, vas a interiorizar varias creencias que te serán de gran utilidad a lo largo del proceso por el que te llevará este libro. Las creencias que vas a interiorizar son las siguientes:

> Soy el responsable de mi salud, y asumo esta responsabilidad.
> Merezco disfrutar de una vida sana.
> Tengo la firme determinación de llevar las riendas de mi vida y hago todo lo necesario para lograrlo.
> Estoy en el camino correcto para disfrutar de una vida sana y plena.
> Mi salud es un tema absolutamente prioritario para mí.
> Me perdono, me acepto y me amo.

- ➤ Soy el único responsable de mis acciones.
- ➤ Me siento seguro y competente para seguir las instrucciones de este libro paso a paso.
- ➤ Me permito identificar perfectamente las respuestas «sí» y «no» por medio del test muscular.
- ➤ El proceso incluido en este libro me ayuda a desarrollar capacidades y hábitos que me hacen mejorar día a día.
- ➤ Soy paciente y constante para seguir las pautas de este libro hasta el final.
- ➤ Tengo la firme determinación de seguir las instrucciones de este libro hasta el final.

Para llevar a cabo la interiorización, debes hacer lo siguiente:

1. Prepara la grabación del ejercicio 1, «Los pilares de tu salud», que encontrarás en www.eiriz.com/almadelasalud.html y en www.editorialsirio.com.

2. Lee las instrucciones del paso cruzado que encontrarás en la página 62, y realízalo poniendo tu intención en activar todo tu cerebro para llevar a cabo la interiorización de estas creencias.

3. Busca un lugar donde tengas la seguridad de estar tranquilo y sin interrupciones durante una media hora, y ponte en una posición cómoda, sentado con la espalda recta, o bien tumbado.

4. Cuando estés preparado, pon en marcha la grabación y déjate guiar.

TEST MUSCULAR

El test muscular te permitirá hacerle preguntas a tu subconsciente, de modo que sea este el que te guíe en todo momento. Podrás hacerle cualquier pregunta, y la respuesta será siempre *sí* o *no*.

Es importante definir claramente las preguntas para obtener respuestas de este tipo, evitando aquellas que puedan llevar a interpretaciones ambiguas.

Al igual que el polígrafo, el test muscular se basa en la respuesta energética que nuestro organismo ofrece instantáneamente ante cualquier estímulo. Ya se trate de estímulos físicos, emocionales, intelectuales o de cualquier otro tipo, la respuesta que generan es siempre idéntica y reproducible. Los estímulos benignos o positivos generan fortaleza en nuestros músculos, mientras que los estímulos hostiles o negativos generan debilidad repentina en dichos músculos. Cuando realizamos cualquier afirmación, nuestros músculos responden instantáneamente debilitándose si nuestro subconsciente considera que es falsa. Cuando acercamos a nuestro organismo un estímulo físico hostil, como puede ser un edulcorante artificial, la respuesta de nuestros músculos es igualmente de debilidad.

El test muscular puede realizarse prácticamente en cualquier músculo del cuerpo, ya que todos ellos reciben la misma señal energética.

Los test musculares más frecuentes requieren de la participación de dos personas: el que realiza el test y aquel sobre el que se testa. Hacerlo de este modo representaría una limitación o condicionamiento para tu proceso de desarrollo, ya que te haría depender de un tercero. Es por ello por lo que nos vamos a centrar exclusivamente en algunas técnicas de test muscular que pueden ser utilizadas de forma autónoma (autotest).

A continuación encontrarás una descripción detallada de varios métodos de autotest muscular. El objetivo es que puedas experimentar con todos ellos y les dediques el tiempo suficiente para identificar aquel con el que mejor percibas la diferencia entre la respuesta afirmativa y la negativa. Hazlo de forma relajada y concentrándote en lo que estás haciendo.

Debes saber que, con cualquiera de los diferentes sistemas que vas a ver, cuanto más practiques y lo utilices, mayor sensibilidad tendrás para identificar las respuestas.

TEST DEL BALANCEO

Personalmente considero este test como el más sencillo, y el que permite identificar con mayor facilidad el *sí* y el *no*, pero no tiene por qué ser tu caso. Debes ser tú mismo quien decida qué test que te inspira mayor confianza.

Sitúate de pie, en posición vertical, asegurándote de estar cómodo. El lugar en el que te encuentres debe ser tranquilo y estar libre de distracciones.

A continuación, permanece de pie, con los pies separados a la misma distancia aproximada que los hombros, y las manos colgando a los costados. Realiza varias respiraciones profundas dejando ir todas tus preocupaciones, relajando tu cuerpo y centrando tu conciencia en las plantas de los pies. Cierra los ojos si te sientes más cómodo o te ayuda a concentrarte.

En pocos segundos notarás que es casi imposible permanecer completamente quieto. Tu cuerpo cambiará su posición continuamente de manera suave en diferentes direcciones, mientras tus músculos trabajan para mantener su posición vertical. Notarás que esos movimientos son suaves y no están bajo tu control consciente.

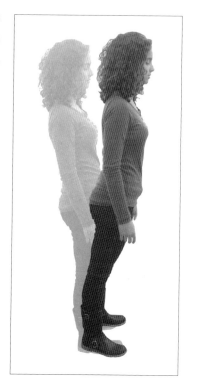

Cuando hagas una afirmación positiva, verdadera o congruente, o cuando pienses en algo agradable, tu cuerpo se balanceará en alguna dirección: adelante, atrás, hacia un costado o simplemente se quedará quieto. Normalmente la respuesta es bastante rápida, pocos segundos son suficientes.

Por el contrario, si haces una afirmación negativa, falsa o incongruente, o cuando pienses en algo desagradable, tu cuerpo se balanceará en la dirección opuesta, o bien realizará un movimiento diferente.

La mayoría de la gente asocia la respuesta afirmativa con un balanceo hacia delante, y la negativa con un balanceo hacia atrás.

Algunas personas, con una elevada sensibilidad al magnetismo de la Tierra, necesitan estar orientadas hacia el norte para realizar este test.

Existe una tendencia natural a cuestionarse, al principio, cada respuesta obtenida realizando el autotest. Cuanto más utilices esta técnica más rápidamente desaparecerá dicha duda. Simplemente confía en ti mismo y en tu subconsciente, que es de donde emanan todas las respuestas.

En cualquier caso, hay algunas situaciones confusas con las que te puedes encontrar con independencia del test muscular utilizado, para las que te será útil la siguiente información:

➤ Si la respuesta es un *no* (debilidad muscular) tanto con los estímulos positivos como con los negativos, estimula la glándula del timo (en la parte superior del esternón) dando golpecillos suaves con las puntas de los dedos de una mano, o con los nudillos, a un ritmo de «un-dos-tres», mientras sonríes y piensas en alguien a quien amas. Realiza este ejercicio durante un par de minutos. Esta actuación te permitirá obtener respuestas correctas durante unas horas, pero no es la solución al problema. Pasadas esas horas, cuando vuelvas a realizar el test muscular, es probable que tengas que repetir la estimulación de la glándula del timo.

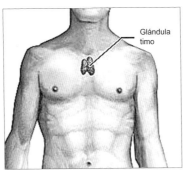

Glándula
timo

➤ Si la respuesta es *sí* (fortaleza muscular) o simplemente no obtienes respuesta, tanto con los estímulos positivos como con los negativos, bebe un vaso de agua y espera unos segundos. Una ligera deshidratación en la boca provoca frecuentemente bloqueos energéticos, que se traducen en este tipo de respuestas erróneas. Otra opción es hidratar la boca generando saliva.

➤ Si utilizando el test muscular te encuentras la misma respuesta ante todo tipo de estímulo, y es la primera vez que lo empleas, no sabrás diferenciar si la respuesta es débil o fuerte. Dado que el problema más habitual cuando se obtienen respuestas confusas es una ligera deshidratación en la boca, deberías intentar la solución del vaso de agua, y en caso de no funcionar pasados unos minutos, estimular la glándula del timo.

✫ ✫ ✫ ✫

Tanto para el test del balanceo que acabas de ver como para los otros test que verás a continuación, puedes realizar las siguientes pruebas:

➤ Di: «Me llamo _____», utilizando primero tu nombre real y después otro falso.

➤ Piensa en alguien a quien ames, y luego en alguien a quien odies, temas o hacia quien tengas un resentimiento.

➤ Repite mentalmente: «Sí, sí, sí», y luego: «No, no, no».

- Di: «Hoy es (día de la semana correcto)», y luego hazlo con otro día incorrecto.
- Busca y mira una fotografía de Hitler o Stalin, y luego haz lo mismo con una de Gandhi o de la Madre Teresa.
- Toma las mismas fotografías de antes y mételas en sobres idénticos. A continuación, y sin saber lo que contiene cada sobre, toma uno y acércatelo al pecho. Luego haz lo mismo con el otro.
- Acércate a la boca del estómago un sobre de azúcar o cualquier edulcorante artificial, y luego haz lo mismo con un sobre de stevia o simplemente con una pieza de fruta.

Puedes probar con cualquier otra afirmación o estímulo físico o emocional que se te ocurra. A medida que vayas obteniendo respuestas comenzarás a identificar el verdadero potencial de esta herramienta.

TEST ESLABÓN DE LA CADENA

Junta las yemas de los dedos índice y pulgar de la misma mano formando un aro, y haz lo mismo con los dedos índice y pulgar de la otra mano, engarzándolos como si se tratara de dos eslabones de una cadena.

A continuación inspira y lleva tu conciencia a los dedos de tus manos. Si los estiras, tan solo deberían separarse, rompiéndose uno de los eslabones, cuando la respuesta muscular es negativa. Si la respuesta muscular es positiva, deberían permanecer unidos pese a la presión ejercida.

Realiza el movimiento de forma suave, separando gradualmente las manos. Sin movimientos bruscos.

Los dedos índice y pulgar no han de presionarse con fuerza. Simplemente deben estar juntos manteniendo una ligera tensión.

La clave de este test está en equilibrar la tensión de los dedos con el movimiento de separación de ambas manos, de modo que se pueda llegar a identificar la diferencia entre el *sí* y el *no*.

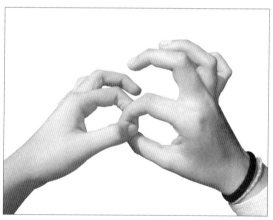

Puedes realizar las pruebas mencionadas anteriormente para verificar tu sensibilidad con este método.

TEST ROMPER EL ARO

Une las yemas de los dedos índice y pulgar de tu mano no dominante formando un aro. Introduce el dedo índice de tu mano dominante dentro del aro.

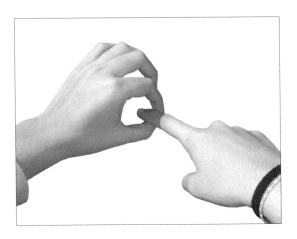

A continuación inspira y lleva tu conciencia a los dedos de tu mano no dominante que están formando el aro, manteniéndolos ligeramente en tensión. Con el dedo índice de la mano dominante harás fuerza intentando romper el aro. Tan solo debería romperse cuando la respuesta muscular es negativa. Si la respuesta muscular es positiva, debería permanecer intacto, pese a la presión ejercida.

Realiza el movimiento de forma suave, desplazando gradualmente el dedo índice. Sin movimientos bruscos.

Los dedos índice y pulgar de la mano no dominante no han de presionarse con fuerza. Simplemente deben estar juntos manteniendo una ligera tensión.

Puedes realizar las pruebas mencionadas anteriormente para verificar tu sensibilidad con este método.

OTRAS MODALIDADES DE AUTOTEST

Otras modalidades de autotest que puedes probar para identificar las diferencias entre las respuestas afirmativas y las negativas de tu subconsciente son las siguientes:

➤ **EXTENSIÓN DE LOS BRAZOS.** Extiende los brazos hacia los lados. Repite la afirmación que quieres testar y muévelos rápidamente hacia el frente juntando las palmas de las manos con los dedos estirados. Fíjate en qué mano sobresale más lejos que la otra. Descubrirás que las respuestas afirmativas provocan que sea una mano la que sobresalga, mientras que las negativas hacen que sobresalga la otra mano. También puede suceder que en una de las respuestas (afirmativa o negativa), la extensión de ambas manos coincida.

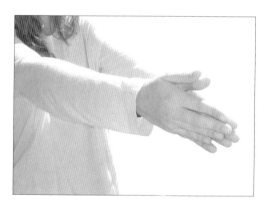

➤ **SEPARAR LOS DEDOS.** Junta los dedos anular y pulgar de tu mano no dominante formando un aro y sitúa los dedos índice y pulgar de la otra mano en el interior del aro. A continuación presiona con el índice y el pulgar hacia el exterior intentando separar los dedos que forman el aro. Una respuesta afirmativa mantendrá la tensión, impidiendo que se separen, mientras que una respuesta negativa permitirá romper el aro al separarse los dedos anular y pulgar.

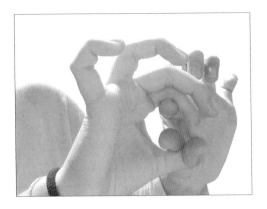

> **PRESIÓN SOBRE EL DEDO ÍNDICE.** Coloca el dedo corazón sobre el índice. El índice debe permanecer recto y en tensión mientras presionas hacia abajo con el dedo corazón. Una respuesta fuerte impedirá que el dedo corazón baje, mientras que una respuesta débil hará ceder al dedo índice y permitirá que el corazón baje.

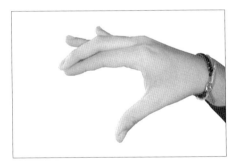

> **TRAGAR SALIVA.** Di en voz alta o mentalmente la afirmación que quieres testar y a continuación intenta tragar saliva. Por lo general, la respuesta negativa provoca una dificultad para tragar, mientras que la respuesta afirmativa permite tragar con normalidad.

➤ **JUNTAR LOS DEDOS.** Coloca los dedos índice y pulgar de tu mano no dominante en paralelo uno con el otro. A continuación coloca los dedos índice y pulgar de tu mano dominante por encima y debajo de los anteriores respectivamente, realizando presión para que se junten. Una respuesta fuerte impedirá que los dedos de tu mano no dominante se unan, mientras que una respuesta débil será incapaz de impedir que lo hagan.

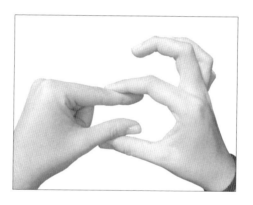

Si este ha sido tu primer contacto con el test muscular, quizás te haya sorprendido. Es lógico. Se trata de una herramienta extremadamente útil, que te permitirá alcanzar un nivel de conocimiento ilimitado sobre ti mismo. Ahora bien, nunca hagas una pregunta si no estás preparado para la respuesta. La realidad puede ser bastante diferente de lo que tú piensas.

Te recomiendo que experimentes hasta que identifiques la modalidad de test muscular con la que tienes más sensibilidad, tomándote el tiempo necesario para obtener la respuesta correcta a cada pregunta.

El test muscular te resultará imprescindible para utilizar la técnica de liberación de bloqueos emocionales incluida en el capítulo «Pilar emocional».

También te será de gran utilidad para verificar en cada uno de los siguientes capítulos aquellos ámbitos en los que deberías mejorar y para comprobar que las creencias que irás transformando han sido procesadas con éxito.

PASO CRUZADO

La técnica del paso cruzado, también llamado *cross crawl*, facilita el transporte de energía entre los hemisferios derecho e izquierdo del cerebro, lo que produce la activación conjunta o sincronización de los dos hemisferios.

Cualquier establecimiento de creencias potenciadoras requiere de la participación de ambos. En ocasiones, nuestras propias creencias limitantes, de las que podemos o no ser conscientes, mantienen bloqueado de forma parcial o total uno de los hemisferios. El paso cruzado resulta fundamental para realizar una transformación de creencias exitosa en estos casos.

Esta técnica es tan fácil como andar sin avanzar, y consiste en lo siguiente:

1. De pie, levanta al mismo tiempo el brazo derecho y la pierna izquierda.
2. Al bajarlos, levanta el brazo izquierdo y la pierna derecha.

3. Continúa con este movimiento alternando los puntos anteriores aproximadamente durante un minuto. Mientras lo haces, respira profundamente, inspirando por la nariz y espirando por la boca.

En caso de tener algún impedimento para realizar este ejercicio de pie, puedes realizarlo sentado. Para ello levanta la rodilla derecha y tócala con la mano izquierda. Luego, bájalas, levanta la pierna izquierda y toca la rodilla con la mano derecha. Continúa repitiendo este movimiento al tiempo que respiras pro-

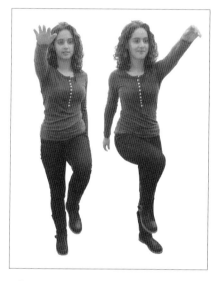

fundamente, inspirando por la nariz y espirando por la boca.

Hay muchas otras variantes que también son válidas. Las más habituales son:

➤ Levantando alternativamente las piernas, tocar la rodilla derecha con el codo izquierdo y la rodilla izquierda con el codo derecho.

➤ Levantando alternativamente las piernas, tocar la rodilla izquierda con la mano derecha y la rodilla derecha con la mano izquierda.

Puedes realizar este ejercicio siempre que lo desees para sentirte más equilibrado, pensar con más claridad, mejorar la coordinación o equilibrar las energías de tu cuerpo.

En el próximo capítulo descubrirás el primero de los pilares que sostienen tu salud, el pilar físico. No es fruto de la casualidad que este pilar sea el primero, ya que incluye algunos de los factores que en mayor medida determinan nuestra buena o mala salud.

— 3 —

PILAR FÍSICO

*Si nosotros los médicos arrojáramos al mar todas
nuestras medicinas, mucho mejor para nuestros
pacientes y mucho peor para los peces.*

DOCTOR OLIVER WENDELL HOLMES

Contaminamos nuestro entorno y a nosotros mismos a diario debido a nuestra inconsciencia. Nada está a salvo de esta contaminación, que nos vuelve a través del aire, del sonido, de los alimentos, de las sustancias tóxicas que ingerimos, de las ondas electromagnéticas, etc.

Cada vez nos llegan más y más agentes cancerígenos que nosotros mismos hemos ido introduciendo en el medioambiente, o directamente en nuestro organismo, de manera que somos nosotros mismos quienes poco a poco nos autodestruimos.

Por desgracia, nuestra sociedad está llena de elementos que nos conducen a perder la salud, como el alcohol, el tabaco, las drogas, los aditivos alimenticios, los productos químicos utilizados en la agricultura, la contaminación ambiental, etc. Todos ellos son fuentes de toxinas que se introducen en el cuerpo. Pero no hay que ir tan lejos: también introducen toxinas en nuestro organismo los alimentos que comemos, el agua que bebemos, el aire que respiramos, los medicamentos que tomamos, los campos electromagnéticos que tenemos alrededor, etc.

Muchos otros elementos, aun sin ser perjudiciales por sí mismos, pueden llegar a serlo en función del uso o de las combinaciones que hacemos de ellos, de las cantidades que consumimos, etc.

> *Mantener una buena salud requiere entender el mecanismo de funcionamiento de nuestro cuerpo y actuar en consecuencia. Afortunadamente, como veremos a continuación, es más fácil de lo que puede parecer.*

El primer paso para la salud física es estar atentos a las necesidades del cuerpo. El conocimiento de estas necesidades, así como de las reacciones que se generan cuando ingerimos cualquier tipo de sustancia, es imprescindible para estar sanos y tener vitalidad.

Las necesidades físicas insatisfechas se manifiestan también en los planos emocional y mental. Los mensajes van siempre unidos y son inseparables. Por ejemplo, cuando tenemos hambre o sentimos dolor, es posible que nos enfademos y perdamos la capacidad de concentrarnos. O si tenemos muchas ganas de orinar perdemos la paciencia y no podemos razonar.

ALIMENTACIÓN

Su salud depende de un ambiente alcalino, creado por el consumo de alimentos como los tomates, los aguacates y la verdura de color verde... Encontrar un equilibrio óptimo a través de simples cambios en la dieta puede dar como resultado la pérdida de peso, el aumento de su resistencia y de su fuerza y como consecuencia un sistema inmunitario más fuerte y una mayor sensación de bienestar.

DOCTOR ROBERT O. YOUNG, autor de THE PH MIRACLE

Hace unos años, un dentista llamado Weston Price viajó por todo el mundo para observar pueblos primitivos y sus dietas. Descubrió que el denominador común entre todos los pueblos primitivos sanos y libres de enfermedades era una alimentación sencilla y natural, compuesta principalmente por productos crudos y completos. Sin embargo, cuando esos pueblos adoptaban una dieta occidentalizada, comenzaban a tener caries, además de tuberculosis, neumonía, gripe y otras enfermedades.

De todos los factores que inciden en la salud, la alimentación posiblemente sea el más importante y trascendente. Se trata del proceso por el que la mayoría de las personas adquirimos la energía necesaria para vivir, introduciendo directamente en nuestro organismo multitud de sustancias, de las que extraemos todo tipo de nutrientes (vitaminas, minerales, etc.).

La alimentación es también la puerta de entrada a nuestro organismo de multitud de toxinas, que deberíamos filtrar y desechar con rapidez.

Debemos ser conscientes de que los alimentos son la fuente de energía que necesitamos para desarrollar nuestra vida. Cada alimento genera un tipo de energía diferente al ser asimilado por nuestro organismo. Las combinaciones que hacemos con ellos facilitan o dificultan la asimilación de nutrientes y la expulsión de toxinas. Lo que ingerimos es el principal responsable de la acidez o alcalinidad de nuestro organismo, y como hemos visto, las enfermedades se desarrollan en entornos ácidos.

Diariamente nos avasallan la publicidad, los alimentos inventados por la industria alimentaria, los ingredientes tóxicos que traen los alimentos procesados y los productos de la tierra intoxicados con tanto pesticida. En cualquier caso, la responsabilidad de nuestra salud es exclusivamente nuestra: somos libres para dejarnos influir por toda esa información y alimentos tóxicos o no hacerlo.

Muchas veces los productos que nos dañan el estómago y los intestinos se consideran buenos para la salud. Esto se debe principalmente a que la gente tiende a la visión parcial, a fijarse exclusivamente en uno de los efectos que produce un determinado alimento o bebida, en lugar de ver con amplitud todo nuestro organismo.

Que un componente de un alimento
ayude a una determinada función corporal no quiere
decir que sea bueno para todo el cuerpo.

Llenar el estómago no es lo mismo que alimentarnos y nutrir individualmente todas nuestras células. Unas células bien nutridas (alcalinas) regulan el apetito y equilibran el peso corporal. Por lo general, el problema de la alimentación no está en la cantidad ingerida, sino en lo que comemos, cómo lo combinamos, cuándo e incluso con quién.

Hay personas que pierden de vista la verdadera naturaleza de la comida como fuente de energía, y la utilizan con otros fines, por ejemplo como una forma de ahogar las emociones (nerviosismo, angustia, depresión, ansiedad, aburrimiento, etc.), o incluso de encontrar el placer. Hacer esto de forma habitual conlleva un enorme riesgo, ya que habitualmente las comidas más sabrosas están reñidas con la buena salud.

Siempre se nos dice que debemos comer de forma saludable, sana y equilibrada, pero ¿quién sabe lo que realmente significa eso?; ¿acaso lo saben los médicos, que son el colectivo de profesionales universitarios con menor esperanza de vida? Es evidente que existe un desconocimiento generalizado sobre lo que debemos comer, y especialmente sobre el porqué. En este apartado pondré un poco de luz en este tema.

Entender cómo funciona nuestro organismo durante el proceso digestivo, y de este modo alimentarnos con la intención de maximizar la eficiencia de nuestros órganos internos al descomponer y absorber los nutrientes, nos conducirá a vivir más y mejor.

Desde aquí apelo a tu inteligencia para que asumas el poder de decisión que realmente tienes sobre tu salud, y no a tu capacidad para seguir una dieta planificada o una receta milagrosa. La clave está en aprender a comer correctamente, no en seguir una determinada dieta.

LO QUE COMEMOS

*Ten cuidado con la ignorancia, porque a menudo
es la fuente de la enfermedad.*

CHARLES DICKENS

Todos sabemos que los alimentos presentan propiedades diferenciadas unos de otros. Cada uno tiene sus propias características con respecto a vitaminas, minerales, enzimas, proteínas, carbohidratos, nivel de acidez o alcalinidad, etc. Lo que no es tan conocido es el proceso que desencadenan los alimentos al entrar en el organismo, proceso por el cual son absorbidos sus nutrientes y desechados sus componentes tóxicos.

Alimentos vivos y muertos

Como dijo el doctor McCullum, de la Universidad Johns Hopkins: «No comas nada que no pueda estropearse o pudrirse, ¡pero cómelo antes de que lo haga!». Con esta afirmación queda perfectamente definido lo que es un alimento vivo.

La principal característica de los alimentos vivos radica en la existencia de enzimas, mientras que los alimentos muertos carecen de ellas. Las enzimas son elementos fundamentales para la salud, ya que son responsables de la digestión, de la eliminación de los gérmenes peligrosos, de la expulsión de células muertas y todo tipo de toxinas, etc.

Las enzimas son altamente frágiles; pueden ser destruidas en presencia de un intenso calor, humedad excesiva, oxígeno, radiación o productos químicos sintéticos, factores todos que intervienen en la cocción, envasado, refinado, preservación y pasteurización de los alimentos.

Los más ricos en enzimas son los alimentos frescos en estado crudo, como frutas y verduras, frutos secos y semillas sin blanquear ni tostar, así como los fermentados, como el queso o el tofu, y en algún caso también los pescados frescos.

Las dietas a base de alimentos cocinados, elaborados y artificialmente refinados están por completo desprovistas de sus enzimas originales. En consecuencia, el cuerpo debe producir las enzimas que necesita para digerir las enormes cantidades de alimentos muertos que ingerimos a diario.

La base de nuestra alimentación debe incorporar alimentos vivos, cargados de enzimas. De este modo minimizamos el esfuerzo de nuestro organismo a la hora de digerir lo que comemos.

La capacidad del organismo para producir enzimas es limitada, por lo que si no las ingerimos de forma habitual en nuestra alimentación diaria, estamos sobrecargando de trabajo a nuestros órganos, acelerando el proceso de envejecimiento y propiciando nuestro envejecimiento precoz.

Proceso que desencadenan los alimentos

Cada alimento presenta su propio pH (potencial de hidrógeno), o lo que es lo mismo, su propio nivel de acidez o alcalinidad, que se mide a través de una escala que va de 0 (extremo ácido) a 14 (extremo alcalino). Entre 0 y 7 tenemos los valores de acidez y de 7 a 14, los de alcalinidad.

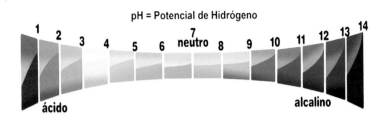

Más allá del propio pH de cada alimento, lo realmente importante es la reacción que generan al entrar en nuestro organismo, es decir, si son alimentos acidificantes o alcalinizantes. Algunos son muy ácidos, como por ejemplo el limón, pero al entrar en nuestro organismo, generan una reacción altamente alcalina, por lo que son muy saludables y altamente recomendables en determinados momentos.

La descomposición de los alimentos es el paso previo imprescindible para absorber sus nutrientes. Este proceso requiere de la participación de un gran número de enzimas diferentes en función de las características del alimento, lo que lleva a generar entornos extremadamente distintos dependiendo de cuál se trate.

Algunos alimentos requieren un entorno muy alcalino para ser descompuestos mientras que otros requieren un entorno extremadamente ácido durante largos periodos de tiempo, con el perjuicio que ello conlleva para el equilibrio de nuestras células y nuestra salud. En consecuencia, hay alimentos que generan alcalinidad y aportan gran cantidad de enzimas, mientras que otros generan una enorme acidez y consumen muchas enzimas. La clave está en el equilibrio.

Es muy importante saber cómo escoger la comida, cómo cocinarla, combinarla y comerla. De ello depende el nivel de acidez o alcalinidad al que exponemos a nuestras células durante el tiempo que dura el proceso digestivo.

Por medio de la alimentación resulta prácticamente imposible alcanzar unos niveles de alcalinidad que puedan llegar a resultar peligrosos para el organismo; sin embargo, no se puede decir que sea así en el caso de la acidez. Determinados alimentos, así como determinadas combinaciones de alimentos, permiten alcanzar niveles de acidez en el organismo que pueden llegar a ser altamente perjudiciales.

Un estilo de vida basado en alimentos y combinaciones que requieran para su descomposición entornos altamente ácidos de forma continuada nos conducirá tarde o temprano a padecer enfermedades. Estaremos obligando a nuestro organismo a contrarrestar esta acidez por medio de la reserva alcalina de huesos, dientes y tejidos. De hecho, la enfermedad será la respuesta de nuestras células para adaptarse a ese entorno ácido, carente de oxígeno.

Entre otros efectos, el exceso de acidez modifica las características de la sangre, acelerando su coagulación y facilitando la obstrucción de las venas; interfiere negativamente en la capacidad de absorción de minerales, debilitando todos nuestros sistemas, o genera colesterol (depósitos de grasa) y obesidad.

Cuando la acidez del organismo reclama calcio para alcalinizar el medio y equilibrar el pH, lo busca en las partes del cuerpo donde está almacenado, en especial los huesos. Esta situación provoca la desmineralización de los huesos (osteoporosis), haciéndolos altamente frágiles y propensos a las fracturas. También causa una degeneración de las articulaciones, con su correspondiente inflamación (artritis) y dolor.

El siguiente cuadro nos muestra el nivel de alcalinización o acidificación que producen en nuestro organismo los alimentos más comunes.

En general, los más alcalinizantes, y por tanto beneficiosos para el organismo, son las VERDURAS CRUDAS, ALGUNAS FRUTAS y LAS SEMILLAS. Además, las frutas y verduras que no son alcalinizantes traen consigo las bases enzimáticas necesarias para su correcto equilibrio y absorción, por lo que también son altamente beneficiosas y recomendables. Se trata de alimentos muy saludables.

Durante las comidas, si ingerimos alimentos que no se han cocinado, como una ensalada, nuestra digestión será mejor. Esta es la razón por la cual la ensalada se sirve habitualmente como primer plato en muchos países.

Las verduras al ser hervidas pierden buena parte de sus nutrientes y enzimas, que se quedan en el agua. Es preferible tomarlas crudas o hacerlas al vapor.

Toda la fruta fresca, con independencia de su nivel de acidez, es abundante en enzimas, vitaminas y minerales, y se digiere bien. Tomándola entre comidas, ayuda a las funciones del sistema gastrointestinal y aumenta el nivel de azúcar en la sangre, evitando que después nos excedamos en las comidas.

Los zumos de frutas y de verduras son bajos en calorías y tienen muy poca grasa. Casi no hay límite al agua que podemos beber o a la cantidad de frutas y verduras que podemos comer. Tomar zumos de frutas y de verduras es todavía

IMPACTO EN EL NIVEL DE ALCALINIZACIÓN Y ACIDIFICACIÓN QUE PRODUCEN LOS ALIMENTOS EN EL ORGANISMO

	ALIMENTOS ALCALINIZANTES			ALIMENTOS NEUTROS	ALIMENTOS ACIDIFICANTES	
	MUCHO	BASTANTE	ALGO		ALGO	MUCHO
FRUTAS	Limón, pera, pomelo	Aguacate	Coco	Melón, uvas, pasas, mandarinas, ciruelas, cerezas, sandía	Manzana, pera, plátano, melocotón, mora, arándano, mango, naranja, frambuesa, kiwi, piña, fresas	Fruta enlatada
LEGUMBRES Y VERDURAS	Cebada, alfalfa, avena, pepino, repollo, col rizada, espinacas, perejil, brócoli, germinados, algas marinas	Remolacha, pimiento, berenjena, apio, ajo, jengibre, judías verdes, lechuga, cebolla, rábano, rúcula, tomate	Alcachofas, espárragos, coliflor, zanahoria, cebollinos, calabaza, puerro, nabo, berro, patata, cebada	Garbanzos, judías	Champiñones y setas	
CEREALES, GRANOS Y SEMILLAS	Almendras	Semillas de soja, semillas de sésamo	Quinoa, lentejas, mijo	Amaranto, nueces, avellanas	Arroz integral, avena, pan de centeno, pan de salvado	Cereales refinados, harinas refinadas, pastas, galletas, chocolate
ACEITES Y VINAGRES			Aceite de oliva prensado	Aceites vegetales prensados		Vinagres, aceitunas, aceites de origen animal (p.e. de hígado de bacalao)
BEBIDAS	Agua alcalina, agua de mar	Té verde, infusión de ortiga			Té rojo	Zumos de frutas procesados, alcohol, café, té negro, refrescos gaseosos
CARNES Y PESCADOS						Todas las carnes, pescados y mariscos
CONDIMENTOS	Sal marina, sal del Himalaya					Sal refinada, mostaza, ketchup, colorantes, conservantes, mermelada, levadura
EDULCORANTES	Stevia	Sirope de ágave	Miel no procesada	Azúcar integral de caña	Miel procesada, azúcar moreno	Azúcar blanco, aspartamo, sacarina, edulcorantes químicos
HUEVOS Y LÁCTEOS			Tofu	Leches vegetales (almendras, soja...)	Huevos camperos, mayonesa casera, mantequilla ecológica, yogur entero, requesón	Leche animal, queso, yogur azucarado o de sabores, huevos, helados, margarinas

Nota: Algunos alimentos, como la cebada y la avena, son comestibles tanto la planta como el grano. Es por ello que se pueden encontrar como legumbres y verduras, y también como cereales, granos y semillas.

mejor que comer las propias frutas y verduras. Aunque perdemos parte de su contenido en fibra, los zumos nos permiten consumir más vegetales, y la absorción de sus nutrientes es más eficaz.

Los zumos embotellados así como las bebidas carbónicas no presentan estas propiedades, por lo que debemos ingerir zumos frescos naturales recién exprimidos.

La mayoría de los cereales integrales son ligeramente acidificantes, pero muy saludables. Deben consumirse siempre cocidos.

Los alimentos acidificantes, y en consecuencia menos recomendables, son los productos lácteos, las carnes, pescados, mariscos, cereales refinados y sus derivados (harina blanca, pan, pasta, galletas, etc.), azúcar blanco y otros edulcorantes artificiales, café, té negro, refrescos y bebidas alcohólicas.

En cualquier caso, que un alimento produzca un efecto acidificante no significa siempre que sea perjudicial y debamos evitarlo a toda costa. Nuestro organismo está preparado para asimilar alimentos ácidos. Es el abuso de estos lo que puede resultar altamente negativo. Además, como ya he indicado, algunos alimentos (algunas frutas y verduras) generan una reacción acidificante, pero ellos mismos aportan todo lo necesario para compensar esa acidificación.

Para vivir una vida larga y saludable, has de ser consciente de que no puedes elegir lo que comes solo porque sabe bien. Tampoco se trata de hacer una determinada dieta, sino de adoptar un nuevo estilo de alimentación.

Debo destacar también que la fibra de los vegetales facilita el arrastre de las toxinas por el tracto digestivo, para que sean expulsadas por las heces y no penetren en el organismo. De ahí la importancia de una dieta rica en fibra.

Una dieta que de forma continuada se basa en proteína animal, productos lácteos, cereales y azúcares refinados, es decir, carne, pescado, huevos, leche, azúcar blanco y pasta, eleva enormemente las probabilidades de desarrollar todo tipo de enfermedades.

Cuando la alimentación no es equilibrada ni lo suficientemente alcalina, por ejemplo cuando ingerimos comida basura, la nutrición celular será deficiente, lo que desencadenará al poco rato el mecanismo del hambre. Sentimos hambre, no por tener el estómago vacío, sino porque nuestras células no están bien nutridas. No alimentarnos equilibradamente de forma continuada nos conduce inevitablemente a padecer desequilibrios importantes en el organismo; la obesidad es una de las consecuencias habituales.

En general, las dietas obedecen a las modas, y aceptarlas sin más responde a una delegación de responsabilidades manifiesta por parte de quien las sigue. La salud no se delega. Nadie puede decidir por ti en lo que compete a tu salud. Debes informarte y conocer el impacto que tienen en tu cuerpo ciertos hábitos, incluido el de alimentarte de un determinado modo.

¡No se trata de hacer dieta,
sino de comer con sabiduría!

Piensa también que cualquier dieta que no comporta un cambio de hábitos alimenticios y de estilo de vida es una dieta predestinada al fracaso. Si tiene fecha de inicio y fecha de fin, sin cambiar hábitos, nos llevará al poco tiempo de finalizarla al punto de partida. En consecuencia, no se trata de hacer dieta, sino de aprender a comer correctamente, y hacerlo durante toda la vida.

CÓMO LO COMEMOS

> No nos hace daño lo que no sabemos, sino lo
> que creemos que es cierto y no lo es.
>
> EUBIE BLAKE

Al igual que cada plato o receta requiere sus propios ingredientes, tiempo de preparación, temperatura, etc., cada alimento presenta sus propias necesidades para ser digerido y absorbido por nuestro organismo. Intentar cocinar en el mismo recipiente una paella, un entrecot y verdura al vapor sería una barbaridad, y ninguno de los tres platos estaría bien preparado. Lo mismo ocurre al juntar determinados alimentos en nuestro estómago. Cada uno de ellos requiere un entorno diferenciado, con sus correspondientes procesos enzimáticos y digestivos.

Combinar correctamente los alimentos

Al mezclar alimentos con características digestivas diferentes, el proceso de la digestión se alarga, los nutrientes no se absorben correctamente y los tóxicos no se expulsan con rapidez, por lo que se acumulan en nuestro aparato digestivo. Como resultado necesitamos mucha más energía para realizar la digestión, obligamos a nuestro organismo a mantener un entorno ácido durante más tiempo del necesario y acumulamos toxinas en nuestro cuerpo. En definitiva, acidificamos nuestro organismo, con el enorme riesgo que eso supone para nuestra salud.

La correcta combinación de los alimentos tiene una importancia decisiva en su buena digestión y metabolización. Sin una digestión completa, el cuerpo no puede extraer ni asimilar bien los nutrientes, ni siquiera de los más saludables alimentos.

Combinar adecuadamente lo que comemos permite una mejor digestión, una correcta asimilación de los nutrientes, una adecuada evacuación intestinal y una desintoxicación continuada. Es el elemento clave para conseguir el peso ideal, una sensación de bienestar intestinal y una mejora de la salud a todos los niveles.

Cada tipo de alimento requiere de unas enzimas específicas para su descomposición y asimilación. Los almidones, las grasas, las proteínas, los azúcares, etc., precisan de la participación de enzimas diferentes, las cuales trabajan en entornos diferentes, en ocasiones incompatibles.

Cada enzima está configurada para actuar con un nivel de acidez o alcalinidad (pH), a una temperatura concreta y durante un tiempo determinado. En la proximidad o lejanía de estos tres elementos radica la compatibilidad o incompatibilidad de los alimentos.

El entorno necesario para que los alimentos se descompongan y sean asimilados puede variar entre puntos extremos de acidez y alcalinidad. Si ingerimos aquellos que requieren un entorno muy ácido, hemos de asegurarnos de que el tiempo que se emplea para su digestión sea el mínimo posible. Para conseguirlo, no debemos mezclar esos alimentos con otros que requieren un entorno muy diferente. No seguir esta regla nos lleva a sufrir una digestión demasiado lenta y laboriosa, seguida de una tardía evacuación, que provoca la acumulación y reabsorción de las toxinas fecales.

Por lo general, las carnes y pescados requieren un entorno muy ácido para ser digeridos, mientras que los cereales y legumbres precisan entornos extremadamente alcalinos.

El tiempo necesario para digerir los alimentos varía entre los menos de treinta minutos para las frutas hasta las varias horas, o incluso días, para las carnes.

El lugar en el que se descomponen los alimentos también varía entre unos y otros. Los cereales, las legumbres y las féculas comienzan a descomponerse en la boca, de la mano de las enzimas amilasa y ptialina, para continuar en el estómago. Las proteínas, en cambio, no inician su proceso de descomposición hasta el estómago, de la mano de la enzima pepsina, para continuar por el intestino. El proceso de descomposición de los azúcares se lleva a cabo directamente en el intestino, gracias a la enzima amilasa.

Juntar alimentos con distintos procesos digestivos comporta la fermentación de algunos de ellos y la putrefacción de otros. Por ejemplo, los azúcares, para llegar rápidamente al intestino, inhiben la producción de enzimas tanto en la boca como en el estómago, paralizando la digestión de todo lo que hayamos ingerido previamente.

En el siguiente cuadro observamos las compatibilidades e incompatibilidades entre alimentos según su naturaleza. Las casillas con un NO indican que son incompatibles. Las casillas que contienen un SÍ señalan que existe compatibilidad entre los alimentos que se relacionan en dichas casillas.

Para una mayor comprensión del cuadro de compatibilidades, hemos de entender lo que incluye cada uno de los diferentes grupos de alimentos:

➤ Almidones y féculas: cereales y sus derivados (arroz, trigo, maíz, centeno, mijo, avena, cebada, espelta, pan de cualquier tipo, harinas, pasta, etc.), legumbres (judías, alubias, frijoles, garbanzos, lentejas, soja, guisantes, etc.) y féculas (patata, boniato, castaña, plátano, etc.).

➤ Verduras, hortalizas y algas: acelgas, apio, berro, brócoli, col, coliflor, endibia, escarola, espárrago, espinaca, lechuga, alcachofa, berenjena, calabaza, calabacín, judías verdes, pepino, pimiento, nabo, puerro, rábano, remolacha y todas las variedades de algas.

➤ Vegetales salados y amargos: ajo, cebolla, rábano, apio, perejil, etc.

➤ Tomates: todas las variedades.

➤ Frutos oleaginosos: aceite, aceituna, aguacate, almendra, coco, nuez, mantequilla de cacahuete, piñón, pistacho, sésamo, etc.

➤ Frutas dulces: uva, melón, sandía, higo, ciruela, albaricoque, cereza, etc.

➤ Azúcares: dátiles, higo seco, azúcar, miel, melaza, etc.

➤ Frutas ácidas: piña, kiwi, limón, lima, fresa, arándano, naranja, cítricos en general, etc.

CUADRO DE COMPATIBILIDADES ENTRE ALIMENTOS

	Almidones y féculas (cereales, legumbres y féculas)	Verduras, hortalizas y algas	Vegetales salados y amargos	Tomates	Frutos oleaginosos (aceite, nuez, aguacate...)	Frutas dulces y azúcares	Frutas ácidas	Proteínas (carne, pescado, huevos y lácteos)
Proteínas (carne, pescado, huevos y lácteos)	NO	SI	SI	SI	SI (*)			
Frutas ácidas	NO	NO	SI	NO	NO	NO	SI	
Frutas dulces y azúcares	NO	NO	NO	NO	SI	SI		
Frutos oleaginosos (aceite, nuez, aguacate...)	SI	SI	SI	SI	SI			
Tomates	SI	SI	SI	SI				
Vegetales salados y amargos	SI	SI	SI					
Verduras, hortalizas y algas	SI	SI						
Almidones y féculas (cereales, legumbres y féculas)	NO							

(*) Los frutos oleaginosos no son compatibles con la leche y sus derivados

➤ Proteínas: todas las carnes, pescados, mariscos, huevos, leche y sus derivados.

Algunas conclusiones, o recomendaciones, derivadas de las compatibilidades e incompatibilidades entre alimentos son las siguientes:

➤ Las FÉCULAS Y ALMIDONES (cereales, legumbres, patatas, etc.) no deben juntarse nunca con las PROTEÍNAS. Es la peor combinación que podemos hacer, ya que estamos obligando a segregar enzimas alcalinas, como la ptialina, y enzimas ácidas, como la pepsina, al mismo tiempo. En esas circunstancias ni una ni otra podrán realizar su trabajo, ya que se neutralizan entre sí.
Ejemplos de malas combinaciones: carne con patatas, pescado con arroz, tortilla de patatas, paella de pescado o de carne, macarrones con carne, huevos con pan o con patatas, etc.

➤ No debemos juntar nunca DOS FÉCULAS O ALMIDONES en la misma comida, ya que presentan distintas exigencias digestivas.
Algunos ejemplos habituales de malas combinaciones: lentejas con arroz, lentejas con patatas, bocadillo de tortilla de patatas, etc.

➤ No debemos juntar nunca DOS PROTEÍNAS DE DISTINTA NATURALEZA en la misma comida. Cada proteína requiere una mayor acción enzimática en momentos distintos del proceso digestivo (la carne durante la primera hora, los huevos hacia la mitad de la digestión, la leche durante la última hora de la digestión, etc.).

Ejemplos de malas combinaciones: carne y leche, carne y huevos, pescado y queso, etc.

➤ No debemos tomar FRUTA como postre o como ingrediente básico de un plato. Excepciones: podemos tomar piña si comemos carne o pescado, o manzana, pera o papaya como postre en cualquier comida. Ejemplo de mala combinación: melón con jamón.

➤ Las FRUTAS, tanto dulces como ácidas, deben ingerirse siempre entre comidas, espaciándolas un mínimo de treinta minutos. Las frutas son digeridas y absorbidas con mucha rapidez por el organismo.

➤ No debemos tomar CÍTRICOS, ni siquiera para aliñar la ensalada, cuando en el menú hay ALMIDONES O FÉCULAS (pasta, arroz, patatas, etc.). Cualquier alimento ácido consumido al mismo tiempo que una fécula o almidón interrumpe la secreción de la enzima ptialina, fundamental para la buena descomposición de estas últimas.

➤ La ensalada podemos aliñarla con CÍTRICOS O VINAGRES cuando comemos CARNE O PESCADO, ya que fomenta la acidificación del estómago, colaborando en la correcta descomposición de las proteínas.

➤ Los AZÚCARES, en cualquiera de sus variedades (azúcar, miel, sirope, etc.) incluidas las frutas dulces, no combinan bien con los alimentos ricos en ALMIDÓN, como los cereales o las patatas, ni con las PROTEÍNAS. En general, los azúcares pasan directamente al intestino delgado para su digestión y asimilación, inhibiendo en este proceso la secreción de enzimas digestivas (tanto alcalinas como ácidas) en la boca y el estómago. Al juntarlos con proteínas o con almidones, se produce una interferencia mutua, y quedan todos los alimentos en el estómago fermentando y liberando toxinas. Deben evitarse los postres dulces después de las comidas.

En definitiva, debemos ser conscientes de que determinadas combinaciones de alimentos retrasan la digestión, haciendo fermentar de forma inapropiada los alimentos ingeridos. Esta situación nos lleva a retrasar y reducir la absorción de nutrientes, a incrementar las toxinas, a retardar su eliminación, a gastar una energía excesiva en el proceso de la digestión y a aumentar la acidez de nuestro organismo.

Una dieta baja en calorías pero compuesta por alimentos mal combinados te hará engordar y dejará restos altamente tóxicos en tus intestinos y arterias. Por el contrario, una correcta combinación de los alimentos, incluso excediéndonos en las cantidades, nos llevará a disfrutar de buena salud y a mantener un peso equilibrado.

Si además nos alimentamos de forma moderada, la mayor parte de la comida se digerirá y absorberá por completo, minimizando las posibilidades de que se acumule en el intestino comida descompuesta sin absorber y las toxinas derivadas de esta.

Para profundizar en el tema de las combinaciones más adecuadas de alimentos a fin de mantener el organismo lo más alcalino posible, te recomiendo que leas el libro *Alimentación consciente*, de Suzanne Powell.

Masticar bien la comida

La digestión y la absorción de nutrientes avanzan paso a paso mientras se liberan diferentes enzimas en cada etapa del proceso digestivo. Estas etapas comienzan en la boca, con la saliva, y continúan en el estómago, el duodeno, el páncreas y el intestino delgado.

Masticar bien es muy importante, ya que forma parte de la primera etapa de la correcta descomposición de los alimentos. Las glándulas salivares secretan más saliva cuanto más mastiques, y como esta se mezcla bien con los ácidos gástricos y la bilis, el proceso digestivo se lleva a cabo con facilidad.

Masticar bien cada bocado de comida estimula la secreción de saliva y de enzimas que facilitan la digestión, al tiempo que elimina los parásitos en la boca, antes de llegar al estómago.

Los alimentos que comienzan su proceso digestivo en el estómago, o incluso más tarde, también deben masticarse abundantemente. De ese modo reducimos el tiempo requerido para su descomposición y para la absorción de sus nutrientes.

Las paredes intestinales de una persona pueden absorber sustancias de hasta 15 micrones (0,015 milímetros). Todo lo que sea más grande llevará a una descomposición y fermentación anormales dentro de los intestinos, de modo que los alimentos ni se digieren ni se absorben, sino que generan diferentes toxinas. La comida que no masticamos suficientemente genera una carga en el estómago y los intestinos, que produce indigestión, obstaculiza la absorción de los nutrientes vitales y da como resultado una gran cantidad de problemas en todo el cuerpo.

Masticar bien es un buen camino para perder peso. Al dedicar más tiempo a comer los alimentos, el nivel de azúcar en sangre sube y el apetito se restringe. Simplemente masticando cada bocado unas treinta veces, tu cuerpo te pedirá comer menos.

Beber abundante agua, pero no en las comidas

Beber abundante agua es sano y necesario para la correcta hidratación del cuerpo. El organismo humano está compuesto principalmente de agua, en especial en el caso de los niños, en los que puede llegar a suponer más del ochenta por ciento del peso corporal. Ese porcentaje va bajando con la edad, llegando en los adultos a situarse en entre el sesenta y el setenta por ciento.

El agua hace que la sangre circule con mayor fluidez, acelera el metabolismo, activa la flora bacteriana y las enzimas intestinales, facilita la expulsión de toxinas, etc. Es un fluido vital para todo el organismo, de modo que debemos beber abundante agua durante el día.

Calcula que la cantidad de agua que una persona elimina durante un día es aproximadamente el equivalente a diez vasos, por lo que más de la mitad del agua que eliminamos deberíamos reponerla bebiendo. El resto se restituye a través de la comida.

Beber agua también ayuda a adelgazar. El motivo es que al beberla a una temperatura inferior a la del cuerpo humano, este quema calorías para calentarla. De hecho, según algunos estudios, beber un par de vasos de agua tres veces al día aumenta el número de calorías quemadas hasta en un treinta por ciento.

La retención de líquidos es a menudo un problema causado por no ingerir suficiente agua. Cuando el cuerpo no dispone de bastante agua, los niveles de fluidos se desequilibran y pasan a retener líquidos en un esfuerzo por compensar este desequilibrio.

Ahora bien, no todos los momentos son buenos para beber. Si bebemos durante la comida, o justo al acabar esta, el agua pasará por la boca y llegará al estómago; allí se diluirán las enzimas digestivas y se dificultarán por tanto la digestión y la absorción de los nutrientes. Es preferible evitar beber durante las comidas, y si decidimos hacerlo, debería ser en pequeños sorbos.

Las bebidas muy frías, además de arrastrar buena parte de las enzimas digestivas, contraen los minúsculos conductos que secretan los jugos gástricos y las enzimas, por lo que se interrumpe la digestión y se desencadenan la putrefacción y la fermentación de los alimentos del estómago. Cuando la temperatura del estómago se normaliza de nuevo, ya es demasiado tarde para iniciar una digestión correcta.

El momento ideal para beber es media hora antes de las comidas. En esas ocasiones podemos ingerir uno o dos vasos de agua, con la seguridad de que esta será transportada del estómago al intestino antes de comer, y por tanto no interferirá en el proceso de la digestión.

Evidentemente no es lo mismo beber agua que beber cerveza, café, té negro o bebidas con gas. Los azúcares refinados, los edulcorantes químicos, los colorantes, los conservantes, los potenciadores de sabor, la cafeína, el alcohol y otros aditivos que contienen esas bebidas generan el efecto contrario al deseado, ya que acidifican el organismo, extrayendo fluidos de las células y la sangre, por lo que esta se hace más espesa. Este tipo de bebidas promueve la obesidad, la diabetes y otras enfermedades, además de provocar adicción.

Mención especial requiere el AGUA DE MAR. Como he dicho antes, la mayor parte de nuestro peso o volumen corporal es agua, en concreto *agua de mar isotónica*. Lo único que varía entre nuestra agua y el agua de mar es el nivel de salinidad, sensiblemente mayor en esta última. En ambos casos, están presentes todos los minerales de la tabla periódica, por lo que el agua de mar ligeramente diluida en agua corriente (dos partes de agua de mar por cinco de agua corriente) resulta excelente para nuestro organismo, ya que nos aporta gran cantidad de nutrientes y nos proporciona un elevado nivel de alcalinidad. De hecho, existen *dispensarios marinos* en diversos países que utilizan la ingesta de agua de mar como tratamiento para curar todo tipo de enfermedades.

Hacer la digestión antes de acostarse

Al acostarnos justo después de cenar interrumpimos el proceso de la digestión, debido a que pasamos a secretar grandes cantidades de insulina, lo que nos lleva a almacenar toda la comida como grasa. Este es uno de los factores que más propician la obesidad.

ALIMENTOS CON EFECTOS ALTAMENTE PERJUDICIALES

Algunos alimentos de los que ingerimos habitualmente son muy perjudiciales por distintos motivos. Es importante conocerlos y eliminarlos de nuestra dieta, o como mínimo reducir sensiblemente su consumo.

La LECHE es muy popular dado que aporta mucho calcio y se supone que evita la osteoporosis. Pero el efecto que presenta en nuestro cuerpo la leche comercializada es muy distinto del que se supone.

La leche que se comercializa es leche homogeneizada y pasteurizada. El *proceso de homogeneización* consiste en hacer pasar la leche a gran presión por unas pequeñas aberturas, reduciendo de este modo las moléculas de grasa a un tamaño diez veces menor que el original. Su menor tamaño provoca que estas moléculas de grasa atraviesen la mucosa intestinal antes de lo debido, sin ser descompuestas adecuadamente. Además, el *proceso de pasteurización*, que en ocasiones supera los ciento veinte grados centígrados, elimina todas las vitaminas y las enzimas, por lo que la leche comercializada no aporta enzima alguna.

La concentración de calcio en la sangre está normalmente fija entre nueve y diez miligramos. Al beber leche, la concentración en sangre aumenta rápidamente, y el cuerpo intenta contrarrestar ese nivel anormal expulsando calcio por los riñones a través de la orina. En realidad, al beber mucha leche producimos el efecto contrario al deseado, ya que lo único que conseguimos es disminuir nuestro nivel de calcio. De hecho, los mayores índices de osteoporosis se encuentran en países con elevada producción y consumo de productos lácteos, y resulta difícil encontrar casos de osteoporosis en personas que no toman leche de forma regular.

Como consecuencia de la difícil descomposición de la caseína (proteína mayoritaria en la leche de vaca), la leche de origen animal produce flemas en el cuerpo, especialmente en el tracto gastrointestinal. Además, una gran parte de la población mundial presenta alergia o intolerancia a la lactosa (azúcar de la leche). ¿Cuál es la razón de que haya tanta gente alérgica o intolerante a la lactosa? La razón estriba en que su descomposición está en manos de una enzima llamada lactasa, y esta va desapareciendo en los humanos al crecer. Las personas adultas no acostumbran a tenerla, y si lo hacen es en pequeñas cantidades. Aquellos que no poseen estas enzimas son los llamados intolerantes a la lactosa.

La leche es tremendamente negativa para las personas, ya que:

> *Genera un entorno muy ácido.*
> *La mayor parte de la población mundial no puede digerir la lactosa, y son muchos los que padecen alergias e intolerancias.*
> *La caseína es muy difícil de descomponer, y se acumula en el organismo como grasas y tóxicos.*

Los recién nacidos de diferentes especies requieren distintas cantidades y proporciones de nutrientes, como la proteína, la grasa, la lactosa, el hierro, el calcio, el fósforo, el sodio, el potasio y las vitaminas. En función de la velocidad de crecimiento y de su tamaño, se necesitan unas u otras proporciones de estos nutrientes. En consecuencia, la leche de cada especie presenta composiciones diferentes. Es por ello por lo que la leche de vaca no es ni siquiera recomendable para el desarrollo de los niños, y mucho menos para el consumo de los adultos. Y todo esto, antes de los tan perjudiciales procesos de homogeneización y pasteurización a los que se somete la leche que encontramos en los supermercados.

Podemos consumir como alternativa leche de avena o de soja sin azúcar.

La CARNE requiere un entorno muy ácido para digerirla y un largo proceso para ser transformada y asimilada, un proceso que puede superar las cuarenta y ocho horas. La proteína cárnica es difícil de digerir y requiere mucha energía y muchas enzimas digestivas. Además, el exceso de proteína no se digiere y metaboliza, y desencadena la putrefacción en los intestinos y la creación de subproductos tóxicos, que acidifican enormemente el organismo.

Son preferibles el pescado y las carnes de ave. La carne de cerdo presenta una estructura molecular con ciertas similitudes a la carne humana, por lo que genera confusión en nuestro proceso digestivo. Por su parte, la carne roja contiene habitualmente grandes cantidades de antibióticos del ganado, hormonas del crecimiento y parásitos, todo ello enormemente perjudicial para las personas.

El mito de la carne suele estar asociado a la creencia de que necesitamos comerla para estar más fuertes y para crecer más. Basta con fijarnos en la naturaleza para destrozar este tópico. Los animales herbívoros como los caballos, las gacelas, etc., tienen músculos más desarrollados que los leones o los tigres, lo que les permite tener mayor vigor y resistencia a la hora de huir. Además, otros vegetarianos como los elefantes o las jirafas crecen y crecen hasta alcanzar enormes dimensiones sin comer carne alguna.

El exceso de proteína animal en el cuerpo debe ser descompuesto y eliminado a través de la orina; esto genera una sobrecarga en el hígado y los riñones. Además, el exceso de este tipo de proteína crea grandes cantidades de aminoácidos y acidifica la sangre, por lo que se requiere calcio para neutralizarla. Asimismo, la carne presenta elevados niveles de fósforo, y dado que el cuerpo busca siempre mantener el equilibrio entre el fósforo y el calcio, obtiene este último de los lugares donde tenemos reservas (huesos, dientes, etc.). Por lo tanto, las dietas ricas en proteína animal dan como resultado una disminución en el nivel de calcio del organismo que favorece la aparición de osteoporosis.

El colon de aquellos que siguen una dieta carnívora es más rígido y corto, con protuberancias y divertículos (cavidades) en las paredes intestinales. En consecuencia, tienen mayor dificultad para defecar y acumulan más porquería putrefacta en su intestino.

Decenas de estudios científicos muestran la correlación existente entre el consumo de proteína animal y el desarrollo del *cáncer*, de *enfermedades cardíacas*, de *diabetes*, de *obesidad*, de *colesterol malo* y de todo tipo de dolencias crónicas. En concreto, las proteínas encontradas en la leche de vaca y en la carne favorecen todas las etapas del proceso canceroso. Deberíamos eliminarlas prácticamente de nuestra dieta. En el anexo incluido al final de este libro, puedes observar de forma gráfica la correlación existente entre el consumo de determinados nutrientes y el desarrollo de diversas enfermedades.

Los estudios demuestran que el cáncer, la enfermedad cardíaca e incluso la diabetes son, en general, reversibles, y que el regulador que acelera la enfermedad o la revierte está en la dieta. Ingerir proteína animal acelera su desarrollo, mientras que ingerir una dieta vegetariana y de alimentos integrales lo revierte.

Las investigaciones realizadas por el doctor Campbell y muchos otros llegan a mostrar cómo el desarrollo de tumores puede revertirse, aumentar o disminuir modificando la cantidad de proteínas de origen animal consumidas a través de la dieta. Demostraron que existe un nivel máximo de proteína animal asimilable por el organismo, alcanzado o superado el cual la proteína animal es altamente perjudicial, ya que acelera el desarrollo de tumores y muchas otras enfermedades.

Por su parte, las proteínas de origen vegetal (encontradas en el trigo, la soja, etc.) no favorecen la aparición de enfermedades, ni siquiera cuando son ingeridas en cantidades elevadas.

Elimina la carne de tu dieta, o como mucho reduce su ingesta a un máximo de dos o tres veces por semana. Es más que suficiente. Y siempre elimina su grasa, ya que los residuos químicos tienden a concentrarse en ella.

El AZÚCAR REFINADO es un alimento estimulante del cáncer. Se trata de un producto altamente adictivo. Según investigaciones recientes, resulta incluso más adictivo que algunas drogas duras como la cocaína. El azúcar no aporta nutrientes. Al contrario, desmineraliza nuestro organismo, ya que consume calcio y otros minerales.

El consumo de azúcar refinado, presente en la mayoría de los productos procesados por la industria alimentaria, y no solo en los alimentos dulces, está relacionado con gran cantidad de patologías como la *obesidad, diabetes, hipertensión, cáncer, arterioesclerosis, alzhéimer, enfermedades nerviosas*, etc.

Los mejores sustitutos del azúcar son la miel de abeja, la melaza y especialmente la stevia.

El ASPARTAMO es altamente dañino, y es utilizado en la mayoría de los edulcorantes artificiales, así como en refrescos y caramelos sin azúcar. Basta con hacer una pequeña búsqueda por Internet para concienciarse de lo enormemente perjudicial que puede llegar a ser su consumo habitual.

La HARINA REFINADA es prácticamente puro almidón. Las partes de mayor valor nutritivo del grano de trigo (salvado y germen) se eliminan en el proceso de refinado de las harinas blancas. Esto se hace con el objeto de alargar su vida útil, ya que el germen de trigo es rico en ácidos grasos insaturados, que se enrancian rápidamente.

Cuanto más fina y blanca es la harina refinada, de menor cantidad de fibra, vitaminas, proteínas y minerales dispone, además de presentar una mayor superficie de almidón. Esto hace que este se transforme en glucosa muy rápidamente, motivo por el cual tiene un índice glucémico muy alto. La harina blanca se comporta en nuestro organismo prácticamente como el azúcar refinado, por lo que es casi tan tóxica y adictiva como este, además de ser una fuente de calorías vacías (sin aporte nutritivo).

Deberíamos consumir habitualmente harina y pasta integral, y desechar las harinas refinadas y sus derivados (pasta, pasteles, etc.).

La SAL DE MESA (refinada) también es un estimulante del cáncer. El consumo excesivo de sal provoca además un desequilibrio en el sodio del cuerpo, desencadenando *hipertensión arterial, insuficiencia renal, osteoporosis, retención de líquidos e insuficiencia respiratoria*, además de favorecer el *sobrepeso* y la *obesidad*.

Un par de alternativas sanas son la sal marina y la sal del Himalaya. En ambos casos se trata de sal no refinada.

La MARGARINA es el alimento que contiene mayor cantidad de ácidos grasos trans, que según algunos estudios aumentan el nivel de *colesterol malo* en el organismo y generan *cáncer, hipertensión, enfermedades cardíacas*, etc., hasta tal punto que desde 2006 está prohibida en todos los restaurantes de Nueva York.

La margarina es el peor aceite para el cuerpo ya que, además de las *grasas trans* del aceite vegetal extraído químicamente, contiene grasas saturadas como las de los animales. En definitiva, se trata de una bomba para el organismo.

Si lo deseas, puedes hacer un experimento. Toma un trozo de margarina y déjalo unos días en un recipiente sin cerrar, que esté en contacto con el aire a temperatura ambiente. Simplemente observa cómo con el paso de los días se va transformando en un trozo de «plástico».

Los REFRESCOS ARTIFICIALES no aportan nutrientes minerales naturales, y son tremendamente ácidos y corrosivos para el organismo. Además incluyen enormes cantidades de azúcares o de otros edulcorantes y conservantes químicos. Se trata de productos altamente tóxicos, que ingeridos de forma continuada pueden provocar todo tipo de enfermedades.

El AGUA DEL GRIFO está cargada de tóxicos. Acostumbra a contener elevadas dosis de cal, cloro y plomo. Debemos evitarla y consumir agua purificada o filtrada. Esto nos evitará ingerir tóxicos y metales pesados presentes en ella. También debemos evitar utilizarla para cocinar, ya que los alimentos perderán parte de sus nutrientes al ser diluidos en el agua, al tiempo que algunos de los tóxicos de esta irán a parar a ellos, y finalmente llegarán a nosotros.

Los alimentos empaquetados, enlatados, embotellados, procesados, etc., que contienen ADITIVOS QUÍMICOS son altamente perjudiciales. Para identificarlos basta con observar la lista de ingredientes, ya que estos aditivos vienen marcados por la nomenclatura «E-xxx» (por ejemplo: E-242). El cuerpo no puede digerir estos aditivos, y además ha sido probado que una ingesta continuada resulta altamente tóxica y cancerígena.

En definitiva, deberíamos eliminar de nuestra dieta la *carne*, el *azúcar*, la *leche*, las *harinas refinadas* y la *comida basura con colorantes artificiales*. Cada vez que ingerimos alguno de estos alimentos estamos robando parte del calcio de nuestros huesos para compensar su elevado nivel de acidez.

En lugar de esos alimentos, debemos comer cereales integrales, frutas, legumbres, brotes y verduras ligeramente cocinadas o crudas.

OTRA INFORMACIÓN QUE DEBES TENER EN CUENTA

Además de lo que comemos y cómo lo hacemos, hay otras circunstancias que pueden modificar las propiedades de los alimentos, y debemos tener presentes.

Debemos LAVAR LAS FRUTAS del mismo modo que nos lavamos las manos: ¡con jabón! Los pesticidas utilizados en la agricultura no salen solo con agua. Si fuera así, los agricultores tendrían que volver a echar pesticidas cada vez que llueve, o incluso tras un fuerte rocío. Los pesticidas llevan *pegamentos químicos* que no son solubles en agua. Tanto si llueve como si hace sol, permanecen en la fruta.

Hemos de tener presente también que la fruta recién lavada con detergente no se conserva bien. La capa de sustancias petroquímicas, al igual que las ceras que les ponen para que brillen con más intensidad, sirven como barrera de hidratación y oxidación. Para evitar ese problema, debemos lavarlas justo antes de comerlas.

El HORNO MICROONDAS cambia la estructura molecular de los alimentos (el ADN), tanto en los líquidos como en los sólidos. Ya sea para cocinar o simplemente para calentar, el resultado de ingerir alimentos sometidos a las ondas microondas es que el cuerpo no puede reconocer la sustancia digerida, con lo que tendrá que deshacerse de ella, provocando un doble perjuicio: por un lado no recibe alimento y por otro debe trabajar extra para eliminar lo que no puede utilizar.

Además, nunca debemos utilizar contenedores de plástico. El plástico sometido a altas temperaturas emite dioxinas, una sustancia altamente venenosa, que es absorbida por el alimento que posteriormente ingerimos.

Los ALIMENTOS FRITOS son perjudiciales, ya que se oxidan muy rápidamente, y al introducirse en el organismo generan radicales libres. Además, estos alimentos acostumbran a llevar una gran cantidad de aceites y grasas perjudiciales para el organismo. Deberíamos limitar el consumo de alimentos fritos, y en cualquier caso masticarlos bien, generando gran cantidad de saliva, ya que esta ayuda a neutralizar parcialmente los ácidos grasos trans.

Al CONGELAR AGUA EN BOTELLAS DE PLÁSTICO se liberan dioxinas del plástico que se diluyen en el agua. Este químico es un agresivo veneno para las células de nuestro cuerpo, y en concreto está muy relacionado con algunos cánceres de mama.

El ALUMINIO en contacto con el calor se vuelve muy tóxico. Es por ello por lo que no debemos utilizar papel de aluminio ni ollas u otros utensilios de este metal para cocinar.

En general, toda la información incluida en este capítulo te será útil para identificar tus hábitos perjudiciales y poder abandonarlos. Incumplir esporádicamente las normas no debería representar ningún riesgo para nuestra salud.

Debemos llevar un estilo de vida saludable y sostenible, con el que podamos disfrutar. Relajarnos el cinco por ciento del tiempo, siendo cuidadosos en lo que comemos y cómo lo hacemos el otro noventa y cinco por ciento del tiempo, nos llevará a eliminar el riesgo de multitud de enfermedades, ya que tanto la salud como la falta de ella son el resultado de la acumulación de hábitos a largo plazo.

CONSEJOS SOBRE ALIMENTACIÓN

*La publicidad de un determinado alimento es
inversamente proporcional a su valor nutricional.*

Doctor Andrew Saul

Enfocar la alimentación desde una perspectiva saludable supone incorporar una serie de hábitos en nuestra rutina diaria. El primero y más importante es AFRONTAR CADA COMIDA TENIENDO PRESENTE EL IMPACTO EN NUESTRO ORGANISMO DE LOS ALIMENTOS QUE VAMOS A INGERIR.

A continuación te ofrezco algunos consejos que te ayudarán a incorporar hábitos alimenticios saludables:

- ➤ Consume fruta, ensalada y verduras todos los días como hábito, especialmente en estado crudo.
- ➤ Cuando ingieras proteína animal (carne, pescado, huevos y lácteos) combínala únicamente con verduras, preferiblemente crudas.
- ➤ No comas más de una comida diaria que incluya proteína animal.
- ➤ Consume los cereales, legumbres y féculas (incluida la pasta) combinándolos únicamente con verduras frescas crudas o ligeramente cocidas.
- ➤ Toma frutas y verduras frescas. Cuanto más tiempo transcurra desde el momento de la recolección hasta su consumo, más nutrientes van perdiendo. Deberíamos comer frutas y verduras de temporada.
- ➤ No endulces ninguna fruta con azúcar o miel, ya que los otros azúcares no combinan bien con los de la fruta.

- Procura cocinar los vegetales al vapor, ya que mantendrán más nutrientes.
- Combina siempre los alimentos en función de sus compatibilidades digestivas.
- Elimina la grasa de la carne. Los residuos químicos tienden a concentrarse allí.
- Evita los alimentos fritos, especialmente en restaurantes y bares. El aceite se oxida al calentarlo, por lo que cuando se reutiliza oxida directamente los alimentos.
- Emplea aceites prensados en frío y sin refinar, preferiblemente de oliva.
- Olvídate por completo el uso de margarina industrial.
- Evita el consumo de harinas refinadas, reemplazándolas por otras integrales. La harina blanca no es más que almidón, con un valor nutricional prácticamente nulo.
- Elimina de la dieta el azúcar refinado y los edulcorantes artificiales, en especial el aspartamo. Utiliza como edulcorante stevia, miel o melaza de caña.
- Sustituye la sal refinada por sal del Himalaya o sal marina, y en cualquier caso reduce su consumo.
- Ingiere alimentos con alto contenido en fibra (frutas, verduras y granos), ya que facilitan el tránsito intestinal, agilizando la expulsión de las toxinas.
- Reduce al máximo el consumo de carne, especialmente de carnes rojas y cerdo. Las proteínas animales más toleradas son las de cordero, cabrito, pollo y pavo.

- ➤ Evita los pescados de gran tamaño (atún, pez espada, emperador, etc.) y el marisco, ya que suelen acumular mucho mercurio y otros metales pesados.
- ➤ Procura no tomar leche de origen animal, especialmente la de vaca pasteurizada. Puedes consumir leches vegetales de almendra, soja, sésamo, avena, etc.
- ➤ Un desayuno especialmente perjudicial son los cereales secos endulzados con azúcar refinado y empapados con leche pasteurizada.
- ➤ Evita el agua del grifo, tanto para beber como para cocinar.
- ➤ Trata de no utilizar el microondas para calentar o cocinar cualquier alimento, incluso para calentar el agua de las infusiones.
- ➤ Sé flexible. Es preferible toda una vida natural al 80% que una sola semana al 100%.

El GRUPO SANGUÍNEO de cada individuo (A, B, AB y 0) está directamente relacionado con la asimilación de los alimentos. Al igual que cada grupo sanguíneo determina los tipos de sangre con los que es compatible (por ejemplo, las personas con sangre del grupo 0 pueden donarla a cualquiera de los otros grupos, pero solo pueden recibirla de su mismo grupo sanguíneo), también determina los alimentos que puede digerir correctamente y los que no. Es recomendable conocer el grupo sanguíneo, así como los alimentos con los que este presenta incompatibilidades.

Para profundizar en este tema puedes leer el libro *La clave está en la sangre*, de Neil Stevens.

Deberías conocer también tus INTOLERANCIAS ALIMEN-TICIAS y eliminar de tu dieta aquellos alimentos que te provoquen algún tipo de alergia o intolerancia. Se trata de alimentos que tu cuerpo no digiere ni expulsa correctamente, provocando reacciones adversas de distintos tipos. Ingerir de forma continuada algún alimento que nuestro cuerpo no asimila correctamente supone generar acidez de manera constante.

El camino más rápido y fácil para conocer tus intolerancias es realizar un *test de intolerancia alimenticia*. Puede realizarse por medio de un análisis de sangre, o bien por la medición de impulsos electromagnéticos. Cada vez son más los lugares donde es posible realizar este último tipo de test de forma bastante económica.

Recuerda que una dieta sana y una correcta combinación de los alimentos favorecen una buena digestión y una fácil eliminación, permitiendo una desintoxicación continuada.

Sin lugar a dudas, centenares de investigaciones científicas demuestran que una dieta adecuada es el arma más poderosa que tenemos para alcanzar el peso ideal, así como para prevenir y combatir la enfermedad.

Olvídate de las dietas de moda *milagrosas*, que buscan efectos rápidos por medio de cualquier tipo de desequilibrio alimenticio. Una buena dieta es aquella que puedes seguir durante toda la vida, y que promueve y mantiene la salud a largo plazo. Bastaría con fijarnos en lo que comen de forma habitual las personas delgadas, sanas y saludables, e imitarlas.

Si deseas profundizar en estos temas, uno de los mejores libros que se han escrito sobre el impacto de la alimentación en la prevención y curación de enfermedades es *El estudio de China*, de T. Colin Campbell. En él encontrarás referencias a centenares de estudios e investigaciones científicas, comenzando por las suyas propias, durante más de cuarenta años.

SUPLEMENTOS NUTRICIONALES

Los suplementos nutricionales son esenciales para mantener la salud.

DOCTOR ANDREW SAUL

No es lo mismo alimentarse que nutrirse. Nos alimentamos con comida, pero esta no siempre contiene todos los nutrientes que el organismo requiere. Nuestras células necesitan una cantidad mínima de nutrientes para poder cumplir con sus funciones de forma equilibrada.

En ocasiones, el origen de nuestras enfermedades radica en la enorme deficiencia de vitaminas o minerales que la mayoría de nosotros sufrimos de forma crónica y silenciosa por los alimentos que ingerimos.

Aun en el caso de comer exclusivamente alimentos biológicos y centrar nuestra alimentación en frutas y verduras, podemos tener deficiencias en nutrientes esenciales o fundamentales. Para cubrir esas deficiencias y proteger el organismo de los posibles daños causados por los aditivos, pesticidas y otros productos químicos que se encuentran en los alimentos que ingerimos, tenemos la posibilidad de complementar la dieta con suplementos nutricionales.

Los suplementos pueden mejorar significativamente cualquier forma de alimentarse, buena o mala. Son una solución sencilla, práctica y básica para mejorar la nutrición de casi todo el mundo. Ahora bien, es mucho mejor alimentarse de forma equilibrada que tomar suplementos nutricionales. De hecho, todos los nutrientes podemos encontrarlos en la comida, especialmente en las frutas, verduras y cereales integrales. Recurrir a suplementos nutricionales acostumbra a ser consecuencia de una falta de determinación para cambiar los hábitos alimenticios.

La deficiencia de un nutriente puede causar muchas enfermedades diferentes. Asimismo, un determinado nutriente llevado a niveles de saturación (nivel máximo aceptado por el organismo) puede ser el elemento clave para desencadenar la curación de muchas enfermedades.

Algunos de los nutrientes que debemos conocer y mantener en niveles elevados son la *vitamina A*, las *vitaminas del grupo B* —en especial la *vitamina B₃ (niacina)*—, la *vitamina E* y sobre todo la *vitamina C*.

La *vitamina A* ayuda a tener unas membranas mucosas sanas y un sistema inmunitario fuerte. Las frutas, las verduras y los zumos vegetales son la solución más segura para obtener grandes dosis de esta vitamina, ya que todos ellos son ricos en carotenos. Comiendo cuatro o cinco piezas de fruta diarias obtenemos las dosis recomendadas. De hecho, es el mejor camino para obtenerlas.

Los complementos nutricionales de *betacaroteno* son una forma totalmente segura de complementar nuestros niveles de vitamina A, en caso de ser necesario. El betacaroteno se acumula en el cuerpo transformándose en vitamina A, a medida que se necesita.

Entre las *vitaminas del grupo B* destaca especialmente la *vitamina B$_3$* (*niacina*), encargada de la retirada de productos tóxicos del cuerpo y de la producción de hormonas. Se considera un tratamiento eficaz para reducir la *ansiedad* y aliviar la *depresión*. También es utilizada con éxito para bajar el *colesterol*.

Uno de los factores que muestran la importancia de la niacina es el hecho de que incluso las cantidades diarias recomendadas son veinte veces superiores a las del resto de las vitaminas del grupo B.

En general, las vitaminas del grupo B se encuentran repartidas prácticamente en todos los grupos de alimentos, especialmente en las frutas, vegetales, legumbres y cereales.

La *vitamina E* se obtiene de los aceites vegetales, los frutos secos, los cereales integrales, el germen de trigo, etc., aunque en cantidades muy inferiores a las necesarias. Es el principal antioxidante liposoluble del organismo, y tiene la capacidad de normalizar la tensión arterial, por lo que resulta fundamental en la prevención y curación de *enfermedades cardiovasculares*. Un buen suplemento de vitamina E puede obtenerse por medio del *d-alfa-tocoferol*.

La *vitamina C* produce efectos claramente diferenciados en el organismo en función de la dosis administrada. Necesitamos muy poca cantidad para estar vivos, pero si no tenemos nada nos morimos. Incluso unos pocos miligramos al día son suficientes para preservar la vida. La clave está en tomar suficiente vitamina C. La fruta, los brotes y la leche cruda son alimentos ricos en ella.

Niveles bajos de vitamina C están directamente correlacionados con riesgos mayores de padecer diversos tipos de *cáncer (leucemia, de esófago, nasofaríngeo, de mama, de estómago, de hígado, de colon, de pulmón, etc.), cardiopatías coronarias e hipertensivas, derrames cerebrales*, etc.

A niveles de saturación, la vitamina C tiene fuertes propiedades antibióticas, antihistamínicas, antivirales, antitóxicas y antipiréticas. Eso significa que a niveles de saturación mata bacterias, reduce la congestión, desactiva los virus y baja la fiebre. Se ha demostrado que puede ser de utilidad propiciando la curación en más de treinta enfermedades serias como *neumonía, pancreatitis, hepatitis, artritis, cáncer, leucemia, arteriosclerosis, colesterol alto, diabetes, esclerosis múltiple, fatiga crónica*, etc. Es un excelente propulsor de la reactivación de la salud cuando esta falta.

Las investigaciones realizadas al respecto indican que la ingesta de vitaminas hidrosolubles hasta niveles de saturación, o lo que es lo mismo, la ingesta de este tipo de vitaminas hasta el nivel máximo capaz de ser asimilado por el organismo, no reporta ningún peligro. En el momento en que se alcanza el nivel de saturación, el organismo directamente expulsa la vitamina adicional que no puede ser absorbida. En esos casos podemos notar una ligera diarrea o un cierto rubor, en función del tipo de vitamina C del que se trate.

En el caso de las vitaminas liposolubles, como las vitaminas A y E ya comentadas, tenemos caminos alternativos que nos permiten alcanzar niveles de saturación, sin riesgo alguno.

Al contrario de lo que ocurre con los medicamentos, la ingesta de vitaminas como complementos nutricionales no presenta efectos secundarios.

Para solucionar las deficiencias nutricionales múltiples, el cambio de dieta —eliminando de ella la carne, la leche y sus derivados, el azúcar refinado y la comida basura con aditivos artificiales—, combinado con la ingesta de suplementos nutricionales, es el mejor camino. Haciéndolo fortalecemos enormemente nuestro sistema inmunitario de forma rápida.

Aquellos que no deseen renunciar a la carne ni limitar su ingesta pueden tomar un extracto de hierbas llamado *silimarina*. Esto los ayudará a mantener en correcto funcionamiento el hígado y la vesícula biliar, a digerir correctamente las grasas y a facilitar la eliminación de desechos tóxicos después de la digestión. En definitiva, los ayudará a tener el hígado en perfectas condiciones, lo que es totalmente necesario para afrontar el exceso de trabajo que supone la ingesta de carne.

En este punto debo hacer también referencia al *agua*. Se trata de uno de nuestros nutrientes principales, y debemos darle la importancia que requiere. Ingerir suficiente agua a diario es fundamental, como ya indiqué con anterioridad. El agua es ligeramente alcalina, y simplemente bebiéndola compensamos en parte la acidez de nuestro organismo. El agua neutraliza los radicales libres y los arrastra hasta los pulmones, el sudor, las heces y la orina para expulsarlos del cuerpo. Beber *agua de mar* a diario, con su elevado nivel de alcalinidad (tiene un pH de 8.4) y sus ciento dieciocho minerales de la tabla periódica (en forma orgánica) es una opción que deberías tener en cuenta.

Si deseas profundizar en los beneficios del agua de mar, puedes hacerlo en el libro *La dieta del delfín*, de Ángel Gracia.

En los libros *Cúrate tú mismo* y *¡Despide a tu médico!*, del doctor Andrew Saul, encontrarás abundante información sobre suplementos nutricionales específicos recomendables en distintas situaciones y patologías. Se trata de una información muy útil y práctica. Ahora bien, ten en cuenta que en estos libros no se aborda el tema de las incompatibilidades entre alimentos, ni de los peligros de la leche, por lo que puedes hallar algunas recomendaciones alimenticias que se contradigan con lo que has visto anteriormente en el presente libro.

PRODUCTOS TÓXICOS

Creo que la medicina es el mejor de los negocios, porque te dan dinero tanto si lo haces bien como si no.

JEAN-BAPTISTE POQUELIN DE MOLIÉRE

El ALCOHOL y el TABACO, al entrar en contacto con nuestro organismo, producen gran cantidad de radicales libres, o lo que es lo mismo, generan un elevado nivel de acidez en el cuerpo. Además, se trata de sustancias que crean adicción y mucha gente no puede pasar un día sin beber o fumar.

El tabaco nos lleva a acumular toxinas en nuestras células, que pueden observarse incluso a simple vista, en el color grisáceo de la piel de los fumadores. Esas toxinas se reparten por todo el organismo, especialmente en los pulmones, donde se acumula alquitrán.

La nicotina que contiene el tabaco hace que el cerebro suelte dopamina, provocando que nos sintamos bien. Los sustitutos basados en la nicotina (parches y chicles de nicotina) lo único que hacen es prolongar la adicción. No se puede dejar una droga tomando esa misma droga por otros caminos.

Ingerir alcohol frecuentemente provoca una reacción similar a la del tabaco. A corto plazo, ocasiona una apertura de los vasos sanguíneos, por lo que la sangre circula con mayor fluidez. A continuación, el cuerpo trata de contrarrestar esto constriñendo los vasos, lo que dificulta la asimilación y distribución de nutrientes, la excreción de toxinas y la distribución del oxígeno por todo el cuerpo.

El FLÚOR es un producto altamente tóxico, hasta tal punto que para adquirir una dosis de un miligramo se necesita receta médica. Aun así, se permite que esa misma cantidad pueda encontrarse en un vaso de agua potable. Dada su elevada toxicidad, prácticamente todos los países europeos han prohibido la fluoración artificial de las aguas.

Supuestamente el flúor presenta propiedades para prevenir la caries, y de hecho la gran mayoría de los dentífricos lo incluye entre sus componentes. Estas propiedades no han sido científicamente demostradas, y sin embargo, sí existen numerosos estudios que demuestran los elevados efectos negativos para la salud de la ingesta continuada de flúor en pequeñas dosis (como las encontradas en el agua o en los dentífricos).

Los PRODUCTOS QUÍMICOS DE LIMPIEZA del hogar pueden resultar altamente tóxicos, especialmente en personas con elevada sensibilidad a ellos. Detergentes, suavizantes, jabones, etc., deberían ser sustituidos por productos naturales que realizan la misma función, y en último caso, debería reducirse su consumo al máximo, disolviéndolos en agua. El uso habitual de estos productos puede generar enormes perjuicios para la salud en forma de *alergias, eccemas*, etc., y llevarnos incluso a padecer *cáncer*.

El empleo continuado de ARTÍCULOS DE HIGIENE Y BELLEZA, como colonias, cremas para la cara, lociones para después del afeitado, pintalabios, tintes para el pelo, lacas, suavizantes, espumas, etc., también presenta un elevado riesgo para la salud. Los químicos que se utilizan en su elaboración son absorbidos por nuestras células y difícilmente son desechados. Deberíamos reducir el consumo de estos productos, sustituyéndolos por otros totalmente naturales.

Mención especial requieren los DESODORANTES químicos, cuya función es obstaculizar la salida de toxinas por una de sus puertas naturales, *las axilas*, lo que provoca que dichas toxinas se almacenen justo alrededor de esos puntos de salida y no se eliminen. Los desodorantes están en el origen de buena parte de los *cánceres de mama*. De hecho, los hombres no tienen prácticamente cáncer de mama al quedar el desodorante en el vello en lugar de la piel.

Hemos de ser conscientes de que lo que huele no es el sudor, sino las toxinas que salen con él. Consecuentemente, si eliminamos los productos químicos de nuestras vidas y reducimos sustancialmente la proteína animal, cargada de antibióticos y hormonas, nuestro sudor no olerá.

Los MEDICAMENTOS son productos altamente tóxicos con enormes efectos secundarios, especialmente los utilizados para combatir el *cáncer*. Evítalos al máximo, ya que se pueden encontrar productos naturales con propiedades similares, y sin efectos secundarios.

Incluso utilizando medicamentos autorizados y siguiendo los procedimientos correctos, más de cien mil personas mueren cada año debido a reacciones imprevistas de la medicación recetada. Estos efectos no existen al utilizar plantas medicinales o incluso al ingerir vitaminas en cantidades muy superiores a las recomendadas.

Una alimentación libre de proteína animal, y basada en vegetales y productos integrales, es el mejor medicamento que podemos tomar, tal como han demostrado centenares de estudios e investigaciones realizados en todo el mundo. Por desgracia, los intereses económicos de unos pocos impiden que estos estudios reciban la difusión que realmente merecen, al tiempo que nos inundan con información contradictoria, en muchos casos perjudicial para la salud. Lamentablemente, resulta mucho más lucrativo tener una sociedad crónicamente enferma. La buena noticia es que está en nuestras manos dejar de pertenecer a ese colectivo crónicamente enfermo.

LIMPIEZA INTESTINAL

Purgar los intestinos elimina la fuente del veneno, y permite así que la sangre y la energía se regeneren naturalmente. Limpiando los intestinos reparamos el cuerpo.

CHAI YU-HUA

De todos los órganos vitales del cuerpo, el que sufre las peores consecuencias de los hábitos alimenticios modernos es el colon. Nuestro intestino va acumulando restos de comida putrefacta y toxinas que pueden llegar a deteriorar la flora intestinal. Parte de nuestras heces se quedan adheridas a las paredes intestinales, al igual que lo hacen en el inodoro cuando defecamos.

Una de las funciones del colon es recuperar el agua utilizada durante la digestión. Esta agua, en parte segregada por nuestro estómago y en parte obtenida de los propios alimentos, se recupera al filtrarse por las paredes del intestino, pasando directamente al hígado y más tarde a la sangre. Mantener el intestino limpio de restos tóxicos (heces) significa reducir drásticamente las toxinas acumuladas en el hígado y la sangre.

Al igual que cuando cambiamos el aceite del coche primero extraemos el aceite sucio, debemos eliminar todos los desechos acumulados en nuestro intestino a fin de poder repoblarlo con nueva flora intestinal. Y el mejor camino es limpiar el colon periódicamente.

Realizar limpiezas de colon de forma periódica por medio de enemas mejora el funcionamiento del intestino, al eliminar las heces y las toxinas estancadas.

Con los enemas se limpia únicamente el lado izquierdo del intestino grueso, por lo que no se obstaculiza el funcionamiento del intestino delgado, donde se produce la digestión y la absorción.

Realizando enemas periódicamente facilitamos el tránsito y la evacuación intestinal, aumentamos el volumen de las heces, arrastramos las toxinas y los productos de desecho adheridos a las paredes intestinales, evitamos la reabsorción de las toxinas, mejoramos la absorción de los nutrientes, etc.

Los más ampliamente recomendados son los de café y los de agua con limón. Además de la limpieza del colon, en el caso de los enemas de café, la cafeína estimula la apertura de los conductos hepáticos y biliares, facilitando la liberación de las toxinas en el tracto intestinal para que puedan excretarse. Esto reduce la sobrecarga de actividad a la que acostumbra a ser sometido el hígado en los procesos de limpieza y depuración intestinal.

Una alternativa o complemento a los enemas es la limpieza intestinal por medio de la ingesta de ALOE VERA o de AGUA DE MAR.

En el caso del aloe vera, basta con tomar un trozo de hoja, eliminar la piel y comer el interior a diario; este es un buen método para mantener limpio el intestino.

Con el agua de mar, puede bastar con beber directamente medio vaso. Esto desencadena una reacción de limpieza intestinal que lleva a expulsar buena parte de las toxinas almacenadas en el intestino. El efecto es similar al de una ligera diarrea que te llevará a evacuar dos o tres veces en un espacio relativamente corto de tiempo. En caso de estar habituado a tomar agua de mar, la dosis deberá ser sensiblemente mayor.

Los ayunos son mecanismos curativos naturales tremendamente antiguos. Todos los animales, salvo el hombre, ayunan instintivamente cuando están enfermos. El ayuno desencadena un proceso de limpieza que llega hasta la última célula y el último tejido del organismo, y que permite vaciar todo el canal digestivo. Es recomendable realizar ayunos de forma periódica.

CAMPOS ELECTROMAGNÉTICOS

Puedes ver la adversidad como una injusticia y sufrir, o como una oportunidad para crecer y fortalecerte. Depende de ti.

SRI RAVI SHANKAR

Lo que percibimos con los ojos no es en realidad más que una pequeña porción (un uno por ciento aproximadamente) de la luz que tenemos a nuestro alrededor. La mayoría del espectro electromagnético es completamente indetectable para nuestros sentidos.

Las señales de televisión y de los móviles, las ondas de radio, las *bluetooth*, las *wifi* y todas las nuevas tecnologías inalámbricas circulan a nuestro alrededor y no las vemos porque no disponemos de los receptores necesarios para descodificarlas. Los receptores reales son las antenas de televisión, de radio, de telefonía móvil, etc. Cambiando de frecuencias, llegamos a las microondas de los rayos infrarrojos y ultravioletas, o incluso a los peligrosísimos rayos X y rayos gamma. Todos ellos conviven a nuestro alrededor y componen la mayor parte del espectro electromagnético, aunque el cuerpo humano no tiene los sentidos adecuados para descodificarlos.

Desde antes de nuestro nacimiento, el cuerpo está bañado en *campos electromagnéticos* (CEM). Además de los campos generados por la propia Tierra, tenemos multitud de dispositivos desarrollados por los humanos que están generando continuamente CEM a nuestro alrededor. Desde las líneas eléctricas de alta tensión hasta los secadores de pelo, pasando por los teléfonos móviles, las redes wifi de acceso a Internet, o incluso los contadores de la luz supuestamente *inteligentes*, generan CEM con efectos que pueden llegar a ser devastadores para la salud.

Diversos estudios epidemiológicos realizados a lo largo de los últimos años apuntan a que los campos electromagnéticos pueden causar *cáncer* en distintas partes y tejidos del cuerpo, incluido el cerebro. De hecho, ya desde 1979 sabemos, tras el trabajo realizado por la epidemióloga estadounidense Nancy Wertheimer, que la *leucemia infantil* afecta el doble a los niños que viven cerca de un transformador o de una línea de alta tensión.

Algunas personas son muy sensibles, incluso alérgicas, a este tipo de emisiones, que pueden generar *dolores de cabeza, dolores artríticos, insomnio, molestias en el pecho, arritmias cardíacas, ansiedad* y *depresión*. La sensibilidad a los CEM no suele diagnosticarse, y sus síntomas normalmente no desaparecen aun tomando medicamentos. Según algunas investigaciones, entre el tres y el seis por ciento de la población europea está afectada por la exposición a los CEM.

Estos campos electromagnéticos están en todas partes, y su potencial para crear alteraciones internas en el organismo varía de una persona a otra, así como en función del entorno, de su intensidad, su frecuencia, etc.

Los CEM, como su nombre indica, están compuestos por campos eléctricos y campos magnéticos, relacionados entre sí pero con efectos muy diferentes. Los primeros están generados por cargas eléctricas (protones y electrones), incluso cuando no hay movimiento. Los segundos solo existen cuando las cargas están en movimiento. Por ejemplo, el campo magnético de un imán es generado por los electrones del metal magnético que giran alrededor del núcleo de su átomo de la misma manera y en la misma dirección.

A efectos prácticos, cualquier tipo de corriente alterna, como la electricidad que nos llega a través de los enchufes, es un campo eléctrico en movimiento, que lleva por tanto asociado un campo magnético.

Los campos eléctricos tienen muy poco poder de penetración en la piel, ya que los electrones del propio cuerpo frenan esas cargas eléctricas. Sin embargo, en las personas sin conexión a tierra el campo magnético penetra en el organismo muy profundamente, produciendo campos eléctricos dentro de él.

Todos los CEM que nos rodean influyen en el comportamiento de nuestras células, en nuestro cuerpo y en nuestras neuronas. Ciertas frecuencias próximas al infrarrojo, emitidas en un flujo débil, ayudan a reparar las células, mientras que otras causan *ansiedad* y *depresión*, y algunas otras en alta exposición llegan incluso a generar *cáncer*.

El enorme CEM que rodea a las ciudades incluye señales múltiples; las más conocidas son las señales de frecuencia AM, FM, TV, wifi, móviles, *bluetooth* y microondas. Todo ello constituye una nueva forma de contaminación que aumenta con rapidez. Ya en septiembre de 2007, basándose en el análisis realizado por quince laboratorios, la Agencia Europea del Medioambiente emitió advertencias relativas al uso de la tecnología inalámbrica, especialmente dirigidas a las señales de wifi y de los móviles.

Como en cualquier otro ámbito de riesgo, lo mejor es la prevención. Para ello, hay que mantenerse lo más alejado posible de los aparatos, estén o no en funcionamiento, así como de los enchufes y los cables, especialmente durante el sueño, que es cuando nuestras células se regeneran.

Para protegernos mientras dormimos, es conveniente retirar de los dormitorios todos los aparatos eléctricos, como los televisores y ordenadores. Si utilizas despertador, asegúrate de que funcione con pilas. Si hay una línea de electricidad que pasa por el cabecero de la cama, separa esta de la pared entre diez y quince centímetros.

Debemos tener presente que los CEM atraviesan las paredes. Si al otro lado de la pared en la que está el cabecero de la cama, en la habitación contigua, hay un ordenador o una televisión, incluso apagados pero enchufados a la corriente, los daños están asegurados.

La precaución nos ayudará a reducir sensiblemente el impacto de los CEM, pero no los eliminará de nuestras vidas. En consecuencia debemos utilizar alguna otra técnica que nos permita liberarnos de ellos cuando los llevamos encima, como es el caso de la conexión a tierra.

La *conexión a tierra*, simplemente pisando con los pies descalzos en la arena, la tierra, el césped o cualquier otra superficie conductora, durante treinta minutos al día, influye significativamente en la actividad eléctrica del cerebro y los músculos. En las investigaciones realizadas al respecto, se registraron cambios notables casi inmediatamente al establecer la conexión a tierra (a los dos segundos).

Esta sencilla y barata técnica, denominada en inglés *Earthing*, permite evitar la electrocontaminación generada por los CEM no naturales. Estar conectado a tierra supone que los órganos internos del cuerpo se hallan protegidos de cualquier interferencia electrostática o electromagnética de la atmósfera.

Al igual que los electrodomésticos, las personas deberíamos estar habitualmente conectadas a tierra.

Desafortunadamente, se ha convertido en algo habitual utilizar calzado aislante, que incorpora suelas de goma o de cuero, incluso con varias capas para hacerlo más cómodo.

Este tipo de calzado nos mantiene aislados, impidiendo la conexión a tierra, y nos lleva a convertirnos en antenas que recogen los CEM que circulan alrededor, lo que propicia la aparición de grandes cantidades de radicales libres en nuestro cuerpo. Al igual que un rayo es absorbido y diluido por la tierra al caer, los desequilibrios eléctricos y magnéticos en nuestro cuerpo se compensan rápidamente al conectarnos a tierra.

Los seres humanos hemos evolucionado con la frecuencia electromagnética natural de la Tierra y dependemos de ella para funcionar en armonía. Nuestro cuerpo se ha desarrollado en contacto con el planeta, y todos sus procesos internos se basan en reacciones bioeléctricas, que necesitan un terreno específico para funcionar correctamente. Nuestro organismo ha desarrollado mecanismos internos para ayudarnos a hacer frente a una desconexión temporal de la Tierra, pero, a la larga, la falta de conexión supone un elevado coste, ya que provoca desequilibrios y acidez en el organismo.

No hay que olvidar que cada una de nuestras células es un transformador eléctrico a escala microscópica y nuestra salud depende de que funcionen armoniosamente. Sin embargo, los potentes CEM que ha ido diseminando el hombre en su entorno pueden alterar ese equilibrio.

Por supuesto, no todas las invasiones de los CEM son eliminadas de forma inmediata con la conexión a tierra. Una exposición continuada a un CEM, o bien una descarga puntual lo suficientemente potente, como la *radioterapia*, es capaz de provocar elevados daños en nuestro organismo que no siempre pueden ser reparados, o que quizás requieran un cierto periodo de recuperación.

El concepto es muy simple: si únicamente tenemos una determinada carga electromagnética en el cuerpo, como es habitual en la mayoría de las personas, pero no han tenido tiempo nuestras células de mutar ni ha sido lo suficientemente intensa para deteriorarlas, la conexión a tierra puede ser un camino perfecto para deshacernos de esa carga. Si por el contrario, nuestras células han comenzado su proceso de mutación, o hemos sufrido daños directamente por la exposición a dicho campo, además de eliminar la carga electromagnética de nuestro cuerpo, debemos ayudarlo en el proceso de recuperación de su estado natural.

En Japón, la mayoría de los edificios de oficinas, fábricas y hoteles de lujo están provistos de *generadores de iones negativos*. Estos generadores reponen los iones destruidos por la calefacción, el aire acondicionado, los móviles, la contaminación, etc., reduciendo sensiblemente los CEM del ambiente e impidiendo que estos vayan a parar al organismo de las personas que se encuentran en esos edificios. Tal vez este sea uno de los secretos de la increíble productividad de los japoneses. Sin duda, estos generadores de iones negativos son un potente mecanismo de prevención.

En cualquier caso, la prevención evitará disgustos mayores. Estos son unos sencillos pasos que puedes dar para evitar algunos CEM:

- ➤ Aleja el despertador eléctrico y el teléfono móvil de la mesita de noche.
- ➤ Desconecta los aparatos eléctricos de la habitación: televisión, ordenador, etc.
- ➤ Apaga el *router* wifi por la noche.

➤ No utilices mantas eléctricas ni camas articuladas, y si lo haces, desconéctalas durante la noche.

EJERCICIO FÍSICO

La forma física no es solamente una de las claves más importantes para un cuerpo saludable, es la base de la actividad intelectual creativa y dinámica.

JOHN F. KENNEDY

El ejercicio tiene virtudes extraordinarias e influye tanto en la salud física como en la emocional, la mental y la espiritual. Permite liberar drogas naturales que segrega el sistema nervioso, como la serotonina, que aportan un estado de bienestar óptimo. La actividad física mejora, entre otras cosas, los sistemas inmunitario, vascular, muscular y óseo. Nos libera de las tensiones del día, limita nuestros pensamientos negativos y modula nuestro estado de ánimo. Asimismo, el ejercicio mejora la concentración, la confianza en uno mismo e incluso la actividad sexual.

A su vez, la utilización de la mente optimiza el deporte. Los atletas saben que para mejorar su rendimiento más allá de un cierto límite, deben aprender a disciplinar su mente.

Practicando ejercicio físico de forma regular, estimulamos el sistema cardiovascular, incrementamos la absorción de oxígeno en todas nuestras células, desintoxicamos el cuerpo de dióxido de carbono, estimulamos el sistema inmunitario al incrementar la energía del sistema endocrino, mejoramos el funcionamiento del sistema linfático, etc.

El ejercicio físico es la bomba que moviliza el sistema linfático. De hecho, el buen funcionamiento de este depende del movimiento generado con el ejercicio. En consecuencia, la capacidad de expulsar la basura tóxica que vamos generando depende en gran medida de esta activación del sistema linfático a través de la actividad física. No activar el sistema linfático nos lleva a la acumulación de toxinas, especialmente en las extremidades inferiores.

Al mover las articulaciones, las hacemos más flexibles y activamos el riego sanguíneo en los huesos, propiciando que el calcio y los demás minerales lleguen en cantidades suficientes para disponer de una densidad ósea abundante. Además, el ejercicio estimula la médula ósea, favoreciendo la generación de un mayor número de glóbulos rojos, blancos y plaquetas, lo que supone un refuerzo del sistema inmunitario.

El ejercicio físico regular mantiene los músculos en condiciones, incrementa la capacidad del corazón para bombear sangre, hace que el pulso en reposo sea más lento, oxigena y alcaliniza todas las células del cuerpo, facilita un nivel de energía mayor en cualquier momento del día, etc.

Cuando la actividad física va acompañada de emociones negativas, por ejemplo cuando el ejercicio es obligado o excesivo, asistimos al efecto contrario: un debilitamiento del sistema inmunitario. En consecuencia, no llegues a la extenuación practicando actividades que no te gustan. Elige aquellas que te resulten agradables, intégralas en tu rutina diaria y disfruta.

Para envejecer de forma saludable es fundamental evitar el sedentarismo. El ejercicio mejora el sistema cardiovascular y reduce el riesgo de enfermedades, como ataques al corazón y accidentes cerebrovasculares. Además, la condición física influye en los resultados de cualquier test mental: memoria a largo plazo, razonamiento, atención, resolución de problemas, habilidad de pensar con rapidez o de manera abstracta, memoria a corto plazo, ciertos tiempos de reacción, etc.

Multitud de experimentos e investigaciones revelan que una buena condición física estimula una mejora en el estado cognitivo. Por ejemplo, el riesgo de tener demencia se reduce a la mitad en aquellas personas que se han mantenido físicamente activas.

> *Cuando la gente sedentaria mejora su estado físico,*
> *también mejora su estado cognitivo.*

En general, una persona puede vivir hasta unos treinta días sin comida y cerca de una semana sin agua. Sin embargo, el cerebro no puede vivir sin oxígeno más de cinco minutos. Si esto sucede, muere o puede sufrir daños permanentes. El ejercicio no suministra necesariamente más oxígeno y alimento al cerebro, sino que lo provee de un mejor acceso para que estos lleguen. Además, incrementa el número y la extensión de todas las arterias y los vasos sanguíneos, los del cerebro inclusive. A medida que el flujo va mejorando, el cuerpo produce más vasos sanguíneos que profundizan cada vez más en todos sus tejidos, es decir, existe más acceso al oxígeno en todas nuestras células, lo que mejora la distribución de la energía por todo el cuerpo y la limpieza de los tóxicos que el organismo debe desechar.

En definitiva, aunque pueda suponer un cierto sacrificio inicialmente, el ejercicio físico regular (*pasear, nadar, hacer yoga, montar en bicicleta,* etc.) es una actividad importante para mantener y desarrollar nuestras capacidades a todos los niveles.

DESCANSO NOCTURNO

Cuida de tu cuerpo. Es el único lugar donde tienes que vivir.

JIM ROHN

El descanso nocturno es imprescindible para la salud. Tanto nuestro cerebro como el resto del cuerpo necesitan ese descanso. Al dormir, focalizamos todo el consumo de energía en nuestro cerebro y en nuestro sistema inmunitario y regenerador.

Durante el sueño nocturno es cuando nuestro cerebro presenta una mayor actividad (especialmente en la fase de sueño REM), y nuestro sistema inmunitario trabaja a destajo en la sanación y la reproducción de nuestras células. Durante este periodo tiene lugar la división celular y la producción de la hormona del crecimiento. Por lo tanto, resulta imprescindible permitir que el cuerpo se regenere suficientemente durante las horas de descanso nocturno.

> *El sueño nocturno es el momento en que los niños crecen, y todos sanamos y rejuvenecemos.*

Dormir favorece también el aprendizaje y la capacidad de memoria, entre otras cosas. La famosa frase «lo consultaré con la almohada» es avalada por cientos de publicaciones que demuestran que una buena noche de sueño aumenta nuestra creatividad y nuestra capacidad de aprendizaje en cierto tipo de tareas. En experimentos con animales se evidencia que dormir incrementa las conexiones cerebrales durante el desarrollo temprano. Por ejemplo, tras ser sometidos a un cambio brusco de ambiente, los gatos a los que se los deja dormir seis horas desarrollan el doble de conexiones neuronales que aquellos a los que se los ha mantenido despiertos durante todo ese tiempo.

Estudios recientes mostraron que parte de la química de una persona sana de treinta años a la que se priva de sueño durante seis noches seguidas –permitiéndole dormir únicamente cuatro horas– se convierte en la química típica de una persona de sesenta años. Asimismo, necesita una semana de descanso para recuperar sus sistemas naturales. Ante un examen, nada mejor que una buena noche de sueño en lugar de quedarse estudiando sin dormir.

Cuando uno no duerme lo suficiente, es probable que tenga más estrés, adeás de una menor capacidad para tomar buenas decisiones, y que sea propenso a ganar peso. Y esto es solo el comienzo, ya que entre otras cosas, dormir mal ha sido relacionado con un alto riesgo de sufrir ataques cardíacos.

Las necesidades de sueño varían según las personas, las edades, el sexo, si estás embarazada, etc. Cada individuo presenta una necesidad específica de descanso, y es uno mismo quien debe encontrar ese punto de equilibrio, evitando quedarse corto o dormir en exceso.

Resulta fácil identificar cuándo necesitamos más descanso, ya que nuestro cuerpo nos lo indica por medio de bostezos o de la aparición de ojeras, o bien por la necesidad de tomar excitantes. Si es el caso, dormir una pequeña siesta de entre diez y veinte minutos permite saldar la «deuda de sueño nocturno».

Por otro lado, dormir en exceso suele ser consecuencia de la falta de motivación por hacer otras cosas. En el capítulo «Pilar mental» se profundizará algo más en este último concepto.

EL SOL

Un solo rayo de sol es suficiente para despejar muchas sombras.

SAN FRANCISCO DE ASÍS

En los seres humanos, la exposición a la luz solar afecta a múltiples funciones fisiológicas y psicológicas. Además de producir vitamina D, también influye en el estado de ánimo y en la fertilidad.

La luz solar está compuesta de energía transmitida a la Tierra en forma de ondas electromagnéticas. El sol, con sus diferentes longitudes de onda, emite el espectro completo de luz por el que la vida en este planeta ha evolucionado.

Los *rayos ultravioleta-C* (UV-C) se filtran normalmente por la capa de ozono y no aportan ninguna función beneficiosa para el cuerpo. Incluso pueden llegar a dañar nuestras células y originar ciertos tipos de *cáncer de piel*.

Los *rayos ultravioleta-B* (UV-B) son nutrientes esenciales porque son los responsables de la producción de la vitamina D y de la absorción del calcio. De manera que son imprescindibles para la integridad de nuestro esqueleto.

Los *rayos ultravioleta-A* (UV-A) son los que nos broncean y, según algunas investigaciones, podrían reparar el daño causado por la radiación por UV-C.

El sol es esencial. Sobreprotegernos de él puede tener consecuencias graves, ya que una exposición moderada al sol parece ser un antídoto para las células cancerosas. Por desgracia, según la creencia popular, el sol es un factor causal en el cáncer y hay que evitarlo de manera absoluta. Esta percepción de la realidad es falsa.

Innumerables estudios realizados con millones de personas han demostrado exactamente lo contrario: que la exposición solar disminuye los casos de *cáncer*. Las investigaciones demuestran que la falta de exposición a la luz solar y a los rayos UV-B provoca una carencia de vitamina D.

El sol es imprescindible para la generación de vitamina D_1 por medio de la transformación del colesterol de las membranas celulares. A su vez, la vitamina D_1 permite obtener vitamina D_3 en el hígado y los riñones. Por su parte, la vitamina D_3 propicia la absorción del calcio y otros minerales en el intestino delgado. Eliminar el sol significa renunciar en gran medida a la producción de vitaminas D_1 y D_3, abriendo la puerta a problemas de *desnutrición, osteoporosis, arteriosclerosis, artritis, enfermedades degenerativas* como el *alzhéimer* o el *párkinson, depresión, pérdida de memoria*, etc.

Estos descubrimientos son válidos incluso para el *melanoma*, el cáncer de piel más peligroso, cuya incidencia va en aumento por la sobreprotección solar. Dado que el melanoma se agrava a la vez por el miedo y por la falta de sol, ¡imagina el círculo vicioso que genera el temor al sol! El miedo es exagerado, pues los cánceres de piel inducidos por la exposición excesiva al sol resultan ser enfermedades con un bajo índice de mortalidad ($<0,3\%$). Y las investigaciones muestran que a todas estas células negativas poco agresivas que tanto pretendemos evitar también las estimula el miedo. En comparación, la baja exposición al sol engendra cánceres cuyas tasas de mortalidad oscilan entre el 20 y el 65%. La diferencia es enorme.

El sol es un arma de doble filo. Como hemos visto, algunos rayos UV son esenciales para nosotros mientras que otros nos hacen daño. No podemos escapar de él porque la carencia de rayos luminosos induce un desequilibrio absoluto en todo el cuerpo, generando *problemas óseos, inmunitarios, emocionales* e incluso *cáncer*.

Al igual que las plantas, los humanos necesitamos el sol. De hecho, los países nórdicos con largos periodos invernales en los que el sol prácticamente desaparece durante meses presentan elevados índices de *raquitismo infantil, artritis, depresiones y suicidios*.

Al igual que las plantas, los humanos necesitamos el sol.

Para apreciar los beneficios del sol, basta con ser moderados limitando la duración de la exposición. En cualquier caso, las personas con piel clara o frágil deben estar especialmente atentas a usar crema protectora si van a exponerse durante un periodo prolongado. El peligro procede de la exposición excesiva, especialmente en las horas centrales del día durante el verano.

La primera hora de sol del día, así como la última, son especialmente beneficiosas y recomendables, ya que entre sus rayos no están incluidos los dañinos UV-C. No es casualidad que sean estas dos franjas horarias las utilizadas en técnicas como el *sun gazing*, que absorben la energía del sol a través de los ojos, con total seguridad. La exposición al sol con los ojos descubiertos debería formar parte de nuestra rutina diaria, y tendríamos que limitar el uso de gafas de sol a las horas de mayor intensidad solar durante el verano

En definitiva, no es del sol del que has de desconfiar, sino de tu comportamiento ante él.

LA RESPIRACIÓN

En principio, la respiración es una ciencia, pero en la práctica es un arte.

DANIEL REID

La correcta oxigenación de nuestras células es la base de todas las actividades del cuerpo. Nuestras células respiran el mismo oxígeno que respiramos a través de los pulmones. Sin embargo, este acto natural e innato se vuelve cada vez más artificial con el paso del tiempo. Sabíamos respirar espontáneamente cuando éramos bebés. Posteriormente, las vivencias y experiencias por las que pasamos nos llevan a modificar nuestros hábitos de respiración.

Por lo general hemos desatendido por completo nuestra respiración. Sencillamente ni le prestamos atención ni somos conscientes de la importancia y trascendencia que tiene. Acostumbramos a realizar una respiración superficial, donde la cantidad de oxígeno que inspiramos es muy pequeña, incluso insuficiente.

Podemos diferenciar dos tipos de respiración: la respiración de vida y la de supervivencia.

La RESPIRACIÓN DE VIDA es una respiración lenta, profunda y constante, libre, anclada en el momento presente, que utiliza la nariz para inhalar y exhalar, y llena de aire el abdomen.

Observa cómo respira un perro o un gato mientras descansa y comprobarás que su abdomen, y no su tórax, se expande y se contrae rítmicamente. Cuanto más tiempo permanece en reposo, más lentas y profundas se vuelven esas contracciones abdominales.

La respiración de vida permite asimilar y hacer circular la energía vital, da un masaje a todos los órganos y glándulas internos, limpia los tejidos de toxinas, depura la corriente sanguínea, estimula las secreciones hormonales y mejora notablemente la resistencia y la inmunidad.

Por su parte, la RESPIRACIÓN DE SUPERVIVENCIA es una respiración superficial, en ocasiones rápida, inconstante, errática y oprimida, que utiliza la boca, con suspiros, y el aire únicamente llega a los pulmones y el tórax.

La respiración de supervivencia dificulta la expulsión de tóxicos y conduce a la acumulación de residuos en el cuerpo, haciendo que nuestro organismo y nuestra sangre sean más ácidos. Y ya sabemos las consecuencias que esa acidez puede tener.

Alimentar correctamente las células con oxígeno abundante y expulsar rápidamente los desechos de la sangre requieren aprender de nuevo a respirar y utilizar una respiración de vida. Haciéndolo, reducimos el número de inspiraciones y espiraciones por minuto, incrementando de ese modo el rendimiento respiratorio, ahorrando esfuerzo al corazón y conservando nuestra energía vital.

Con la respiración de vida, facilitamos también los momentos de relajación profunda, ya que la respiración y la relajación van de la mano. La *ansiedad* y la *tensión* se reducen drásticamente con un buen uso de la respiración. Cuando te sientas nervioso o con ansiedad, presta atención a tu respiración, realiza unas cuantas inspiraciones abdominales profundas, retén el aire unos pocos segundos y espira de forma lenta y sostenida. Comprobarás lo rápidamente que cambia tu estado de ánimo.

Hay estudios que demuestran que la respiración de vida es asimismo un remedio contra la *indigestión*, el *estreñimiento* y otros *trastornos digestivos*. Respirar con el abdomen de forma lenta y profunda durante unos minutos, incluso durante unos segundos, propicia la secreción de las hormonas necesarias para agilizar la digestión. Si sientes el estómago pesado después de una comida, concéntrate en tu respiración abdominal durante unos minutos, y verás cómo mejora.

La respiración acostumbra a ser ignorada en Occidente, mientras que en Oriente se considera una ciencia. Es la ciencia que estudia la mejora del sistema inmunitario por medio de los buenos hábitos respiratorios. De hecho, los términos *qigong* y *pranayama* significan «control de la respiración» en China y en la India respectivamente.

Algunas pautas simples para aprender a respirar correctamente:

➤ Dedica dos minutos a concentrarte en tu respiración.
➤ Siéntate con la espalda recta y la cabeza erguida.

➤ Observa tu vientre. El abdomen se hincha normalmente en la inspiración y se deshincha en la espiración.

➤ Piensa solo en la respiración.

➤ Relaja las mandíbulas y la boca.

➤ Ve alargando poco a poco cada inspiración, haciendo que coincida aproximadamente con el tiempo que dura la posterior espiración.

➤ Entre la inspiración y la espiración, haz una pequeña pausa, sin forzar. Haz también esa pequeña pausa entre la espiración y la siguiente inspiración.

Todo lo incluido en este capítulo, así como lo que veremos en los siguientes, es información dirigida a adoptar un estilo de vida saludable. Para conseguirlo debemos sustituir algunos de nuestros hábitos de comportamiento poco saludables, que están originados en nuestras creencias más profundas, reemplazándolos por otros que nos conduzcan a disfrutar de una vida larga y plena. Puedes lograrlo utilizando cualquier técnica de acceso a nivel subconsciente que te permita modificar creencias, pero también puedes hacerlo por medio de los ejercicios incluidos al final de cada capítulo. Te recomiendo encarecidamente que los practiques, ya que te ayudarán en ese proceso de cambio de hábitos.

 Para finalizar el capítulo, vas a realizar la interiorización de varias creencias, que te permitirán integrar a nivel subconsciente muchos de los conceptos que has visto, facilitándote el desarrollo de hábitos que te permitan gestionar correctamente los distintos elementos que componen el pilar físico.

Las creencias que vas a interiorizar son las siguientes:

1. Me cuido y me mantengo sano por mí mismo y por los que amo.
2. Hago todo lo necesario para estar cada día más fuerte y sano, y disfruto haciéndolo.
3. Le doy mucha importancia a mi salud.
4. Todas mis células y mis órganos funcionan de manera efectiva y eficiente.
5. Sé cómo estar delgado, sano y lleno de energía, y dirijo todos mis actos hacia ese objetivo.
6. Me libero de todas las causas que produjeron mi enfermedad en el pasado y disfruto de mi salud ahora.
7. Dedico tiempo a mi salud porque es un tema realmente fundamental.
8. Soy consciente de la importancia que tiene la correcta alimentación y actúo en consecuencia.
9. Soy consciente de la trascendencia de una adecuada combinación de los alimentos.
10. Me alimento conscientemente de forma correcta y equilibrada.
11. Merezco disfrutar de una vida libre de todo tipo de tóxicos.
12. Soy consciente del impacto negativo que las ondas electromagnéticas provocan en mi cuerpo y el de los que me rodean.
13. Me mantengo alejado de los campos electromagnéticos.
14. Mantengo alejados de mi cuerpo los productos tóxicos de todo tipo.
15. Descanso, realizo ejercicio y tomo el sol.

Para llevar a cabo la interiorización, debes hacer lo siguiente:

1. Prepara la grabación del ejercicio 2, «Pilar físico», que encontrarás en www.eiriz.com/almadelasalud.html, o en www. editorialsirio.com.

2. Sigue las instrucciones del paso cruzado que encontrarás en la página 62, y realízalo poniendo tu intención en activar todo tu cerebro para llevar a cabo la interiorización de estas creencias.

3. Busca un lugar donde tengas la garantía de estar tranquilo y sin interrupciones durante una media hora, y ponte en una posición cómoda, sentado con la espalda recta, o bien tumbado.

4. Cuando estés preparado, pon en marcha la grabación y déjate guiar.

5. Al finalizar, para verificar la correcta interiorización de todas estas creencias a nivel subconsciente, puedes someter al test muscular la siguiente afirmación: «Todas las creencias de esta lista han sido grabadas con éxito a nivel subconsciente».

6. También puedes hacer la comprobación individualmente. Para ello, simplemente somete al test muscular cada creencia.

7. No es lo habitual, pero si por alguna razón la respuesta a la consulta anterior —o al test de cualquiera de las creencias de la lista— fuese un NO, vuelve a realizar el ejercicio buscando una mayor relajación.

En el próximo capítulo descubrirás el segundo de los pilares que sostienen tu salud, el pilar emocional. En él aprenderás a gestionar correctamente tus emociones y a liberar bloqueos.

– 4 –

PILAR EMOCIONAL

*Amurallar el propio sufrimiento es arriesgarse
a que te devore desde el interior.*

FRIDA KAHLO

Platón, Sócrates y Galeno son un ejemplo de los miles de profesionales de la salud que, a lo largo de los tiempos, han transmitido públicamente su profundo convencimiento de que las emociones están íntimamente relacionadas con buena parte de nuestras enfermedades. Galeno, célebre médico griego, se refirió a un vínculo con las emociones en su manuscrito sobre la depresión y el cáncer de mama, mientras que Sócrates llegó a afirmar que si ignorase ese vínculo, no estaría cumpliendo con su labor de médico.

En la actualidad, son muchos los profesionales de la salud que afirman que la causa de la mayoría de nuestras enfermedades se halla en nuestras emociones. De hecho, la Asociación Médica de Estados Unidos indica que el setenta y cinco por ciento de los problemas de salud están causados por nuestras emociones, y que el estrés se ha convertido en el enemigo público número uno de la salud en ese país.

Pero ¿qué hay detrás de todas esas afirmaciones?

Cada emoción se caracteriza por tener una frecuencia energética concreta, o lo que es lo mismo, cada emoción presenta un tipo de energía diferente. En consecuencia, cada una representa un estímulo concreto para nuestro organismo, que al mantenerlo activado durante un tiempo prolongado puede acabar generando un determinado problema físico.

Cada emoción presenta una frecuencia energética característica, que fluye y se expande más allá de nuestro propio cuerpo.

Recorriendo el dial de una radio sintonizamos un sinfín de emisoras que llegan hasta la estancia en que nos encontramos, sin siquiera ser conscientes de ello. Cada emisora se expande y fluye con su propia frecuencia; el aparato de radio sintoniza con ese estímulo y reacciona transformando la energía que recibe en sonido. Las emociones son como emisoras de radio. Cada una presenta una frecuencia energética característica, que fluye y se expande por nuestro cuerpo y mucho más allá.

Las emociones *positivas* se caracterizan por tener frecuencias elevadas, mientras que las emociones *negativas* lo hacen por sus bajas frecuencias.

Estudios realizados en múltiples ocasiones y lugares de todo el mundo, como por ejemplo en el Institute of HeartMath, en Estados Unidos, demuestran el enorme poder que ejercen las emociones sobre nuestro organismo. Como si de un aparato de radio se tratara, nuestro ADN interpreta las frecuencias de las emociones, respondiendo de forma inmediata.

Las frecuencias elevadas que caracterizan a las emociones positivas, como por ejemplo la gratitud, el amor o la compasión, provocan que las hélices de ADN se desenrollen, se relajen y se expandan, además de que se activen más códigos.[1]

Por el contrario, las bajas frecuencias de las emociones negativas, como la rabia, el miedo, el estrés, etc., provocan la contracción en las hélices de ADN, que se enrollan sobre sí mismas, acortándose y apagando varios de sus códigos.

Afortunadamente, el ADN responde de inmediato a los cambios de estado emocional, por lo que se puede restablecer el equilibrio con la misma rapidez con la que se perdió.

A efectos prácticos, las emociones negativas provocan una descarga energética parcial del cuerpo, restándole capacidades para contrarrestar otros estímulos negativos de cualquier tipo que reciba, o para restablecer la salud cuando estamos enfermos.

Cuando una emoción negativa perdura en el tiempo, los efectos sobre la salud pueden ser devastadores. Ese es el resultado de los bloqueos emocionales. Se trata de emociones mal gestionadas cuando se presentaron, que son reprimidas y se quedan atrapadas en nuestras células. Las células se ponen a vibrar con la frecuencia de esas emociones, y se mantienen en ese estado mientras no sean liberadas.

Debemos ser conscientes de que a lo largo de la vida acumulamos un gran número de problemas emocionales que están todavía ahí por resolver, vibrando en nuestro interior.

---

1. Las dobles hélices del ADN están unidas por sesenta y cuatro códigos posibles de aminoácidos, que pueden estar activados o desactivados. Habitualmente tenemos activados unos veinte códigos.

Actuamos como si lleváramos una mochila colocada en la espalda y fuéramos echando dentro lo que no queremos ver, lo que no sabemos resolver, lo que no nos vemos capaces de afrontar. En esa mochila lo metemos todo, desde pequeñas complicaciones que vamos acumulando en nuestra vida cotidiana hasta graves problemas que aparecen de repente en algún momento. Pueden ser situaciones difíciles de asimilar, personas a las que no podemos comprender, otras a las que no podemos perdonar, etc. Sin darnos cuenta vamos almacenando nuestro dolor, nuestra pena, nuestra impotencia…, en definitiva, todo tipo de bloqueos emocionales que nos acompañan, y que suponen un grave riesgo para nuestra salud.

Las emociones que enterramos vivas nunca mueren. Esas emociones atrapadas se amplifican, llevándonos a reproducir determinados comportamientos y sentimientos, cada vez que encuentran una situación apropiada para hacerlo.

Pero lo peor de todo es que la baja frecuencia energética con la que vibran los bloqueos emocionales genera un entorno tremendamente ácido; nuestras células se ven obligadas a adaptarse a ese nuevo entorno, lo que con el tiempo nos lleva a enfermar. Es como si estos bloqueos emocionales nos fueran carcomiendo por dentro, hasta que acaban manifestándose en nuestro cuerpo físico en forma de enfermedad.

La buena noticia es que el proceso es prácticamente reversible a todos los niveles y disponemos de distintas técnicas que nos permiten liberar los bloqueos emocionales. Además, este tipo de técnicas no presenta efectos secundarios.

Hace miles de años que las medicinas tradicionales china y ayurveda correlacionan órganos del cuerpo y enfermedades con estados específicos mentales y emocionales, algo que la ciencia ha venido constatando en los últimos años. Cada emoción es almacenada en un órgano corporal, o lo que es lo mismo, las células de cada órgano tienen la capacidad de vibrar con la frecuencia de una determinada emoción, y llegado el caso, lo hacen.

Entender el porqué de esto pasa por entender la relación entre la vibración y la forma, objeto de estudio de la *cimática*. Esta ciencia nos dice que la vibración produce geometría. Al crear una vibración en un material que podemos ver, la forma de la vibración se hace visible en ese medio. Cuando cambiamos la vibración, cambia la forma, y al volver a la vibración original, vuelve a aparecer la forma original.

Podemos observar este efecto en el caso de la imagen adjunta. Se trata de una placa Chladni, un plato liso con arena por encima, conectado a un amplificador de sonido. La imagen representa la forma geométrica obtenida para 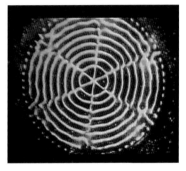 una frecuencia concreta. Cada frecuencia genera una imagen diferente. La arena se acumula en las zonas donde la vibración es menor o inexistente. Pueden verse diversos vídeos por Internet que muestran este fenómeno. Para llegar a ellos, basta con buscar en YouTube «chladni plate» o «chladni patterns».

Las emociones son vibraciones que, al entrar en contacto con nuestro cuerpo, se ubican en el órgano o lugar en el que se produce la máxima amplificación. De ahí que cuando tenemos un órgano enfermo, sobreestimulado o desequilibrado, las emociones relacionadas con ese órgano a menudo se agudizan. Y a la inversa, cuando se intensifica una emoción, los órganos directamente relacionados tienen muchas posibilidades de desarrollar alguna patología.

Al igual que ocurre con los órganos, cada emoción se ubica en un área concreta del cerebro, tal como demostró el doctor Ryke Geer Hamer. Por medio de escáneres cerebrales a miles de pacientes descubrió pequeñas señales en las mismas áreas del cerebro según la emoción traumática vivida; la señal se diferenciaba claramente en función de si la emoción había sido superada (liberada) o si continuaba latente.

Cuando la emoción está latente, continúa activa y vibrando en su frecuencia característica. En estos casos aparece en los escáneres cerebrales como una diana, un pequeño círculo con un punto en el medio. En cambio, cuando el conflicto ha sido superado, la frecuencia vibratoria característica de esta emoción no existe, y lo que aparece en los escáneres cerebrales es una pequeña mancha, que se desvanece al curarse la patología física en el órgano afectado.

Además de los problemas de salud que, como hemos visto, pueden ser generados como consecuencia directa de bloqueos emocionales, estos provocan efectos físicos adicionales que condicionan nuestro comportamiento.

El córtex prefrontal es la parte de nuestro cerebro responsable de lo que llamamos «mente consciente». Es el lugar que nos permite pensar, razonar y tomar decisiones meditadas. Por el contrario, el sistema límbico es el responsable de las reacciones automáticas que genera nuestra «mente subconsciente».

Una sobreestimulación del sistema límbico produce un efecto de reducción de los recursos disponibles para el funcionamiento del córtex prefrontal, lo que provoca que contemos con menos glucosa y menos oxígeno para comprender, decidir, memorizar, recordar e inhibir pensamientos, cinco de las funciones primordiales del córtex prefrontal en el día a día.

Cuando nos hallamos ante situaciones parecidas a las que generaron un determinado bloqueo emocional, se produce una sobreestimulación del sistema límbico, que pasa a funcionar en modo *automático*, por lo que nos resulta tremendamente complicado controlar nuestras respuestas. Además, se limita nuestra capacidad de entender lo que sucede en el tiempo presente, y tendemos a responder mucho más a los estímulos negativos, a correr menos riesgos, a exagerar nuestras percepciones y a mirar el lado negativo de las cosas.

Al activarse alguna de las emociones de nuestros bloqueos emocionales, se margina y evita la mente consciente, limitando nuestras respuestas a la mente inconsciente. Nuestro pensamiento consciente y racional se ve anulado o minimizado en gran medida.

En definitiva, los bloqueos emocionales, cada vez que son activados, nos restan capacidades y nos hacen menos inteligentes. Además, las conexiones neuronales se vuelven cada vez más fuertes a medida que repetimos las experiencias, provocando que dichas emociones vayan incrementando su nivel de intensidad.

Los bloqueos emocionales nos restan capacidades
y nos hacen menos inteligentes.

Otro efecto que producen determinadas emociones, como por ejemplo el estrés o la ansiedad, es la generación de adrenalina, hormona que hace de mensajera, solicitando ayuda a todas las células y provocando lo siguiente:

- ➤ El corazón incrementa la frecuencia con la que late, bombeando de este modo más sangre a los músculos, a fin de prepararlos para que se activen.
- ➤ El sistema vascular se contrae en varios lugares para favorecer el aumento de la presión arterial.
- ➤ Al incrementarse la presión en los músculos, disminuye el flujo de sangre a los sistemas digestivo y urinario.
- ➤ Los brazos y las piernas se preparan para luchar o para huir.
- ➤ El cerebro se pone en estado de alerta y se concentra para combatir la amenaza exterior.

En resumen, este tipo de emociones nos sitúa en un estado en el que una parte del sistema se moviliza y otra se adormece, se descuida. Se activa la parte dirigida a la lucha o la huida, y se desactiva todo lo que no sea imprescindible para correr más rápido, así que se paraliza todo lo que tiene que ver con el crecimiento y la curación.

Tenemos que crecer a diario, porque de lo contrario, nos morimos. Cada día cientos de billones de células mueren y nacen otras nuevas. Cada tres días, el sistema digestivo renueva sus células, pero si se interfiere en ese crecimiento, no podemos estar sanos porque estamos perdiendo demasiadas células al día. Por eso la quimioterapia hace que se caiga el pelo y crea problemas de digestión, porque mata todas las células, no solo las del cáncer.

El sistema inmunitario, responsable de restablecer la salud cuando estamos enfermos, usa muchísima energía. Cuando enfermamos, nos sentimos muy cansados precisamente porque está usando gran parte de nuestra energía. Desactivarlo nos lleva a abrir la puerta a los virus y otras enfermedades, así como a no combatir a los que ya están instalados en nuestro organismo.

Los estados prolongados de ansiedad o de angustia emocional no solo generan un entorno ácido por su baja frecuencia energética, sino que también afectan al sistema inmunitario, modificando la expresión de los genes. Los estados emocionales negativos reducen el número y la calidad de las células protectoras, lo que facilita la aparición de todo tipo de enfermedades.

Las emociones positivas aumentan el equilibrio físico de las hormonas y del ritmo cardíaco, así como la claridad mental y la productividad. Del mismo modo, las emociones negativas pueden influir en hasta mil cuatrocientas alteraciones bioquímicas del organismo, entre las cuales están el desequilibrio hormonal, el trastorno del ritmo cardíaco, la falta de claridad mental y el bajo rendimiento.

Resumiendo, UN BLOQUEO EMOCIONAL PUEDE GENERAR CÁNCER U OTRAS ENFERMEDADES, DEPENDIENDO DEL ÓRGANO EN EL QUE RESIDA.

LA ACTIVACIÓN DE DETERMINADAS EMOCIONES, COMO EL ESTRÉS O LA ANSIEDAD, PROVOCA:

➤ La desactivación del sistema inmunitario.

➤ La paralización de las funciones de crecimiento.
➤ La reducción de nuestras capacidades intelectuales.

Mantener el equilibrio en el pilar emocional requiere actuar en dos niveles, que paso a desarrollar a continuación:

1. Liberar los bloqueos emocionales con los que cargamos, habitualmente de forma inconsciente.
2. Gestionar correctamente las emociones cuando se presentan.

LIBERACIÓN DE BLOQUEOS EMOCIONALES

Regular las emociones es el próximo paso en la evolución humana.
INVESTIGADORES DEL HEARTMATH INSTITUTE

En mayor o menor medida, prácticamente todos tenemos bloqueos emocionales. El simple hecho de vivir nos lleva a experimentar diferentes situaciones en nuestro día a día, que provocan que la mayoría de nosotros vayamos coleccionando emociones atrapadas. Además, cualquier nueva vivencia que nos genere una emoción similar a la que quedó atrapada refuerza y amplifica dicha emoción.

Cuanto mayor sea el sufrimiento causado por el suceso originario que desencadenó la emoción o emociones atrapadas, mayor será la probabilidad de su reactivación futura.

Del mismo modo que presentamos la declaración de la renta cada año, o llevamos el coche al taller para que lo revisen, deberíamos hacer periódicamente una limpieza profunda de nuestros bloqueos emocionales. No hacerlo nos lleva a convertirnos en sus rehenes a nivel físico, mental y emocional.

La técnica de liberación de bloqueos emocionales que utilizaremos, «Soltar emociones», deriva de *El código de la emoción*, del doctor Bradley Nelson, y nos permitirá identificar las emociones atrapadas, así como neutralizar sus energías latentes.

Un bloqueo emocional generado a raíz de un determinado suceso puede estar compuesto por una o varias emociones atrapadas. El procedimiento que aprenderás aquí te permitirá identificar la existencia de bloqueos emocionales, así como de todas las emociones que lo componen, y liberarlas.

Los bloqueos emocionales y las emociones atrapadas que serán objeto de liberación por medio de esta técnica son exclusivamente los *negativos*. Los bloqueos emocionales generados a partir de emociones *positivas* resultan altamente beneficiosos, y son por tanto deseables. De ahí que los cursos de desarrollo de habilidades, o incluso de desarrollo personal, utilicen habitualmente ejercicios para provocar emociones positivas en los participantes.

Muchas de las patologías físicas y emocionales que sufrimos tienen su origen en bloqueos emocionales, por lo que es recomendable utilizar esta técnica de liberación como complemento a la medicina, ante cualquier tipo de patología con la que te encuentres. No dudes en hacerlo, ya que como verás a continuación, la técnica recurre a la sabiduría de tu subconsciente, de modo que si realmente resulta de utilidad te lo dice, y si no es así, también lo hace. Además, el efecto de cualquier liberación de un bloqueo emocional o de una emoción atrapada solo puede ser beneficioso.

Los resultados de aplicar esta técnica pueden notarse de forma instantánea, especialmente cuando hay algún tipo de malestar físico o emocional. Es recomendable en estos casos hacer una valoración previa de la intensidad del dolor o del malestar (valorar de cero a diez, siendo diez la intensidad extrema, *insoportable*, y cero la ausencia de dolor o malestar), y volver a valorar una vez finalizado el proceso de liberación.

Para utilizar esta técnica necesitarás únicamente dos cosas: un imán de nevera y tener la capacidad de diferenciar la respuesta *sí* de la respuesta *no* al utilizar el test muscular.

Las personas, al igual que los animales —incluidos los insectos—, tenemos magnetita (mineral negro formado de óxido de hierro) en las células del cerebro. Las partículas de magnetita son los imanes más pequeños que existen en la naturaleza, y están relacionadas con los ritmos ultradianos y circadianos del ser humano. La magnetita es el elemento que dota a los animales de la capacidad de orientarse con el campo magnético de la Tierra. Palomas mensajeras, aves y peces migratorios, abejas, mariposas, etc., serían incapaces de orientarse sin la existencia de este mineral en sus cerebros.

La presencia de magnetita en nuestro cerebro hace que las terapias por estimulación magnética (imanes) sean realmente eficaces en muchos tratamientos, ya que provocan la modificación de determinadas frecuencias energéticas, como es el caso de la técnica que veremos a continuación.

En esta técnica, el imán se utiliza para amplificar la energía de la intención a través del meridiano gobernante. Este es el método principal por el que te desharás de tus emociones atrapadas, liberando de ese modo tus bloqueos emocionales.

EMBARAZADAS Y PORTADORES DE MARCAPASOS, ASÍ COMO DE OTROS IMPLANTES QUE PUEDAN VERSE AFECTADOS POR EL CAMPO MAGNÉTICO DEL IMÁN, SOLO DEBEN UTILIZAR ESTA TÉCNICA CON LA APROBACIÓN DE UN MÉDICO.

La técnica de liberación de bloqueos emocionales es realmente sencilla, y consiste en gran medida en un diálogo con tu subconsciente, a fin de obtener información de las emociones que están generando el bloqueo. Antes de aplicarla por primera vez es recomendable leer todos los pasos a fin de entender el proceso en su totalidad.

A lo largo del proceso identificaremos y liberaremos las emociones atrapadas que componen un determinado bloqueo emocional. Lo habitual es que podamos proceder a la liberación de todas ellas utilizando esta técnica. En el caso de que no fuera posible liberar alguna de las emociones, buscaremos otra técnica que nos permita realizar la liberación con mayor facilidad.

Lamentablemente, no todas las técnicas de liberación de bloqueos emocionales son tan sencillas, fáciles de aprender y eficaces como la indicada a continuación. De hecho, la mayoría requiere una amplia formación y experiencia, lo que imposibilita incluirlas en este libro y que las utilices de forma autónoma.

A continuación se describe paso a paso el proceso de liberación de bloqueos emocionales, incluyendo la técnica «Soltar emociones» en el paso 4.

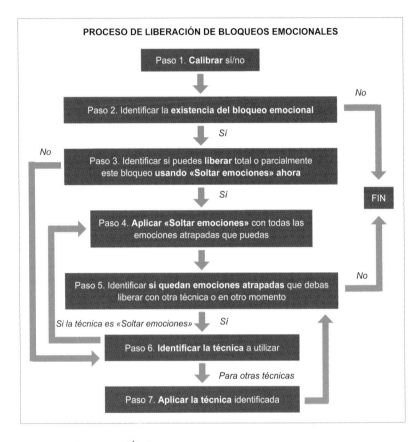

PASO 1. CALIBRAR SÍ/NO

Lo primero que debes hacer al iniciar cualquier proceso de liberación de bloqueos es identificar claramente las respuestas *sí* y *no* que obtienes a través del test muscular. El método más simple consiste en realizar el test muscular con la frase: «Mi nombre es _____», diciendo en una ocasión tu nombre correcto y en otra ocasión un nombre falso. Puedes probar también con cualquier otro estímulo que hayas identificado anteriormente y que te ofrezca la posibilidad de diferenciar claramente las respuestas. Una buena alternativa es pedirle a tu subconsciente que te dé una respuesta *sí* y a continuación una respuesta *no*.

PASO 2. IDENTIFICAR LA EXISTENCIA DEL BLOQUEO EMOCIONAL

Para identificar la existencia de un bloqueo emocional que esté interfiriendo negativamente en tu salud, somete al test muscular la siguiente afirmación:

Tengo un bloqueo emocional que está interfiriendo negativamente en mi salud.

En caso de buscar bloqueos emocionales relacionados con temas o patologías concretos, deberás tenerlo en cuenta a la hora de preguntar a tu subconsciente. Por ejemplo:

Tengo un bloqueo emocional relacionado con este problema.

Si la respuesta es *sí* continúa con el paso 3. Y si la respuesta es *no*, enhorabuena, ya has acabado con el proceso.

PASO 3. IDENTIFICAR SI PUEDES LIBERAR TOTAL O PARCIALMENTE ESTE BLOQUEO USANDO «SOLTAR EMOCIONES» AHORA

Si estamos en este punto es porque existe un bloqueo emocional que hemos confirmado en el paso 2. Ahora lo que vamos a hacer es comprobar si por medio de «Soltar emociones» podemos liberar alguna o todas las emociones atrapadas que haya en este bloqueo. Para hacerlo, deberás someter al test muscular la siguiente afirmación:

Puedo liberar total o parcialmente este bloqueo
emocional usando «Soltar emociones» AHORA.

Si la respuesta es *sí*, continúa con el paso 4 para liberar todas las emociones que te permita tu subconsciente con esta técnica. Si la respuesta es *no*, debes ir directamente al paso 6, donde interrogarás a tu subconsciente para identificar la mejor técnica que puedes utilizar para proceder con la liberación del bloqueo.

PASO 4. APLICAR SOLTAR EMOCIONES CON TODAS LAS EMOCIONES ATRAPADAS QUE PUEDAS

El proceso «Soltar emociones» consta de cuatro partes diferenciadas: en primer lugar se identifica la emoción atrapada, a continuación se procede a liberarla, se confirma la liberación y se comprueba si existen otras emociones atrapadas que se puedan liberar en ese momento.

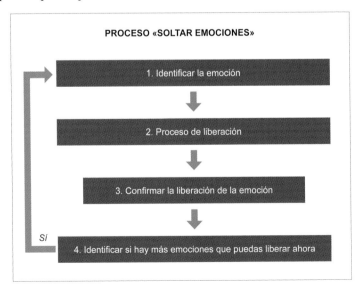

PROCESO «SOLTAR EMOCIONES»

1. Identificar la emoción

2. Proceso de liberación

3. Confirmar la liberación de la emoción

Sí

4. Identificar si hay más emociones que puedas liberar ahora

Identificar la emoción

Para identificar la emoción atrapada, somete al test muscular las cuestiones que encontrarás a continuación. Si en algún momento del proceso obtienes una respuesta contradictoria o poco clara, respira profundamente, relájate y repítete mentalmente: «Voy a obtener una respuesta que me permita identificar claramente la emoción que busco». Después, inténtalo de nuevo. Recuerda también que una ligera deshidratación en la boca te puede llevar a obtener respuestas confusas.

Debes permitir que sea tu subconsciente el que te guíe por la *tabla de identificación de emociones atrapadas* que encontrarás a continuación, determinando en primer lugar la cuadrícula, y posteriormente la emoción dentro de la cuadrícula. Primero identificarás la columna, a continuación la fila, y por último, la emoción concreta dentro de la cuadrícula.

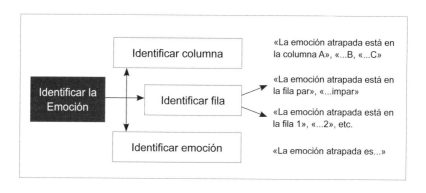

Aunque te parezca extraño, no debes mirar las emociones que hay en la tabla hasta que hayas identificado la casilla (fila y columna). Aunque no hayas visto esta tabla anteriormente, tu subconsciente te guiará perfectamente hasta la emoción que busca. Deja de lado toda suposición o creencia que tengas respecto del posible resultado, y permanece abierto a cualquier respuesta.

TABLA DE IDENTIFICACIÓN DE EMOCIONES ATRAPADAS			
	COLUMNA A	COLUMNA B	COLUMNA C
FILA 1	Vergüenza Ira - rabia	Tristeza - pena Frustración Soberbia	Remordimiento Insatisfacción
FILA 2	Arrogancia Desamparo	Fracaso Preocupación	Ansiedad Dependencia
FILA 3	Culpa Miedo Pérdida	Humillación Sufrimiento	Desprotección Desconsuelo
FILA 4	Asco Lujuria Apatía	Amor no recibido Impotencia	Celos Orgullo Indecisión
FILA 5	Confusión Odio Desesperación	Falta de control Engaño Rechazo	Inseguridad Resentimiento
FILA 6	Anhelo Nerviosismo	Desprecio Obstinación Conflicto	Estrés Abandono

1. Identificar la columna. Para ello, somete al test muscular la afirmación:

   La emoción atrapada está en la columna A.

   Si la respuesta es *no*, prueba con la columna B, y luego con la C.

2. Identificar la fila. Somete al test muscular la afirmación:

   La emoción atrapada está en una fila PAR.

   Si la respuesta es *no*, prueba con una fila IMPAR.

A continuación, busca la fila exacta (en este punto deberás buscar, por medio del test muscular, en las filas 1, 3 o 5 si la respuesta a la pregunta anterior era fila impar, y en las filas 2, 4 o 6 si era fila par):

La emoción atrapada está en la fila 1...

Detén el proceso de búsqueda en el momento en que obtengas una respuesta afirmativa para una fila.

3. Una vez ubicada la cuadrícula correspondiente de la tabla (columna y fila), debes proceder a identificar la emoción correcta. Para ello somete al test muscular la afirmación siguiente con cada una de las dos o tres emociones incluidas en dicha cuadrícula:

La emoción atrapada es...

Proceso de liberación

El proceso de liberación de la emoción atrapada consta de dos partes. La primera consiste en indagar sobre el origen de dicha emoción, mientras que la segunda es realmente el proceso de liberación.

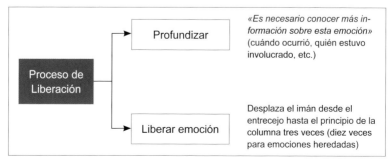

1. **INDAGAR SOBRE EL ORIGEN**. Hay ocasiones en las que el subconsciente requiere traer a nivel consciente alguna información adicional. Debes verificar si este es uno de esos casos sometiendo al test muscular la siguiente pregunta:

    ¿Es necesario conocer más información sobre esta emoción?

En caso de obtener un *sí* por respuesta, comienza por identificar **CUÁNDO QUEDÓ ATRAPADA**. Si tienes alguna intuición, síguela, y verifica por medio del test muscular si el origen de la emoción está en ese acontecimiento. En caso de no tener ninguna intuición, puedes dividir tu vida en diferentes periodos para localizar más fácilmente el año en que se originó la emoción atrapada. Simplemente ve preguntando y acotando el año. Por ejemplo, puedes consultar si esta emoción quedó atrapada en los últimos diez años; en caso de obtener un *sí*, podrías continuar consultando si quedó atrapada en los últimos cinco años, y así hasta llegar al año concreto.

A continuación vuelve a consultar:

Es necesario conocer más información sobre esta emoción.

En caso de obtener un *sí* por respuesta, deberías indagar sobre quién estuvo involucrado en la creación de la emoción atrapada: ¿fue provocada por un hombre?, ¿por un amigo?, ¿por un familiar?, o cualquier otra información que pueda serte de utilidad.

Puedes encontrarte con emociones que quedaron atrapadas antes de nacer. En esos casos es importante indagar de quién fue heredada la emoción: madre, padre, abuelos, etc., cuándo se generó, quién más estuvo involucrado en la situación que la originó, etc.

Cada vez que descubras información adicional, recuerda volver a preguntar si es necesario conocer más detalles. En el momento que no sea preciso profundizar más en la emoción, puedes proceder a liberarla (punto 2).

En raras ocasiones ocurre que habiendo realizado todas las consultas que te vienen a la cabeza, el subconsciente todavía te indique que debes conocer más. En esos casos deberás recurrir a alguna persona que pueda tener información adicional sobre el origen de dicha emoción (madre, padre, abuelos, tíos, etc.). Pregúntales abiertamente sobre los sucesos que pudieron dar origen al bloqueo. El simple hecho de hablar lo que en muchas ocasiones son secretos de familia ayuda enormemente en el proceso de desbloqueo.

2. **LIBERAR LA EMOCIÓN ATRAPADA.** Para liberar la emoción atrapada haz lo siguiente:

➤ Concéntrate en tu intención de liberar la emoción atrapada en tu cuerpo.

➤ Colócate el imán entre las cejas, sobre la piel, y mientras sigues respirando con normalidad deslízalo hacia arriba por el medio de la frente, continúa por la parte superior de la cabeza y luego hazlo bajar por detrás de esta y por la parte posterior del cuello hasta donde puedas llegar cómodamente. Repítelo tres veces. En caso de que en el proceso de indagación hayas descubierto que la emoción fue heredada, debes repetirlo diez veces.

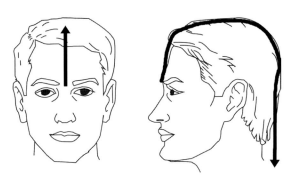

Confirmar la liberación de la emoción

Para confirmar que la emoción ha sido liberada, somete al test muscular la siguiente afirmación:

Esta emoción ha sido liberada.

Si la respuesta obtenida fue *no*, repite el apartado 2 del punto anterior, incrementando tu nivel de concentración.

Identificar si hay más emociones que puedas liberar ahora

Para saber si tienes alguna otra emoción que puedas liberar ahora, realiza la consulta:

¿Tengo alguna otra emoción atrapada que pueda liberar ahora?

Si la respuesta es *sí*, vuelve al punto 4.1.

Si la respuesta es *no*, has finalizado el proceso «Soltar emociones», y debes pasar al siguiente punto, al paso 5.

PASO 5. IDENTIFICAR SI QUEDAN EMOCIONES ATRAPADAS QUE DEBAS LIBERAR CON OTRA TÉCNICA O EN OTRO MOMENTO.

Para saber si tenemos alguna otra emoción atrapada que debamos liberar con otra técnica o en otro momento, realiza la consulta:

¿Tengo alguna otra emoción atrapada en el bloqueo emocional que estoy liberando que NO pueda liberar ahora?

Si la respuesta es *sí*, debes continuar con el paso 6.

Si la respuesta es *no*, enhorabuena, ya has liberado todas las emociones atrapadas y el bloqueo emocional se ha disuelto.

PASO 6. IDENTIFICAR LA TÉCNICA QUE VAS A UTILIZAR

Si hemos llegado a este punto, es porque hemos identificado que hay alguna emoción atrapada que no podemos liberar con «Soltar emociones» en estos momentos. Esto puede indicar dos cosas: que esta técnica no nos sirve para proceder a la liberación de esa emoción, o bien que no es el momento oportuno. De ser la segunda opción, significaría que quizás necesitemos disponer de más tiempo o de un entorno más tranquilo para poder llevar a cabo la liberación.

En cualquier caso, vamos a descubrir por dónde continuar, preguntándole a nuestro subconsciente por medio del test muscular. Realiza la siguiente consulta:

*¿Puedo proceder a liberar la siguiente emoción atrapada
utilizando «Soltar emociones» en otro momento?*

Si la respuesta es *sí*, busca otro momento en el que dispongas del tiempo y la tranquilidad necesarios para reemprender el proceso en el paso 4: *Aplicar «Soltar emociones»*.

Si la respuesta es *no*, debes proceder a identificar la técnica más adecuada para liberar esta emoción atrapada. Para ello pregúntale a tu subconsciente utilizando el test muscular lo siguiente:

La técnica más adecuada para liberar esta emoción atrapada es...

Ve probando con cada una de las técnicas de la siguiente lista,[2] sabiendo que puedes añadir otras técnicas que tú conozcas o de las que hayas oído hablar, y permitan liberar emociones atrapadas:

- ➤ Resonance Repatterning.
- ➤ EMDR.
- ➤ EFT.
- ➤ Bio-Neuro-Emoción.
- ➤ Constelaciones familiares.
- ➤ El viaje (The Journey Work).
- ➤ Código de curación.
- ➤ Regresiones.
- ➤ ...

---

2. Esta lista no pretende ser exhaustiva. Tenemos a nuestra disposición muchas otras técnicas que permiten liberar emociones atrapadas.

PASO 7. APLICAR LA TÉCNICA IDENTIFICADA

Una vez identificada la técnica más adecuada, busca un profesional de esa técnica para que te ayude en el proceso de liberación.

Si lo deseas, aun sabiendo que no podrás liberar la emoción por medio de «Soltar emociones», puedes identificar la emoción de la que se trata siguiendo la parte del procedimiento diseñado a tal efecto en el punto 4.1.

Cuando hayas liberado la emoción, deberás volver al paso 5 para descubrir si quedan más emociones atrapadas en este bloqueo emocional.

Quizás este proceso te haya parecido complicado, pero realmente no lo es. Simplemente ve siguiendo los pasos, y comprobarás que es más fácil de lo que parece.

La liberación de todas las emociones atrapadas de un bloqueo emocional provoca automáticamente que dicho bloqueo quede liberado. Un bloqueo no es más que la suma de las emociones que lo componen. En consecuencia, no es preciso realizar comprobaciones adicionales, aunque puedes hacerlas si lo deseas.

Los bloqueos emocionales liberados desaparecen para siempre. Eso no impide que puedan aparecer en el futuro otros similares como consecuencia de nuestras experiencias del día a día.

Ahora que ya conoces el proceso, experimenta con él. Puedes aplicarlo de modo general, consultando si *existe algún bloqueo emocional que pueda ser liberado ahora.* También puedes aplicarlo para buscar y liberar bloqueos que puedan estarte provocando algún problema físico, emocional o simplemente que te estén llevando a comportarte de un modo que te desagrada.

GESTIÓN DE LAS EMOCIONES

Escucha tus emociones porque te están transmitiendo un mensaje: hay algo que no está bien y debes resolver el problema.

CHRISTIAN BOUKARAM

Cada emoción contiene información acerca de una necesidad que hay que satisfacer. Es una energía pura que nos motiva. Es una presión psicológica que nos empuja a actuar. Es un mensaje que se puede utilizar para seguir creciendo, para evolucionar e inducir cambios en nuestro mundo.

Las emociones son respuestas fisiológicas a distintos estímulos, que nos mantienen alejados de situaciones de peligro, o nos llevan a acercarnos a situaciones que puedan reportarnos alguna recompensa o satisfacción. Solo cuando la gente es consciente de sus emociones, experimenta lo que llamamos sentimientos.

Las emociones se generan continuamente, y la mayor parte del tiempo no nos damos cuenta de ellas. Cada emoción es producida por determinadas conexiones neuronales en distintas partes del cerebro, que al mismo tiempo son responsables de reacciones físicas, como el incremento de los latidos del corazón o las contracciones musculares.

Dentro del sistema límbico (nuestra mente subconsciente), es la amígdala la que recibe todos los estímulos, produciendo reacciones casi instantáneas y automáticas, como reírse, luchar, correr, llorar, etc. Un cuarto de segundo después, esa información llega al córtex (nuestra mente consciente), por lo que puede ser evaluada de manera más delicada, en su contexto, y basándose en los conocimientos disponibles.

Algunas emociones parecen existir desde que nacemos; se hace evidente al ver que los niños pueden reír y llorar apenas después de nacer. Otras parecen ser aprendidas, como la culpa, habitualmente ligada a un condicionamiento social.

Lo más importante de las emociones es que todas conducen a una acción, dirigen nuestro comportamiento. Es por ello por lo que deberíamos desarrollar una relación más consciente con nuestras emociones, entendiendo que todas ellas son normales y esenciales. Con independencia de su frecuencia vibratoria, cuando se presentan, las emociones no son ni buenas ni malas. Lo que las hace negativas es el impacto que tiene en nosotros el hecho de no gestionarlas correctamente, permitiendo que su frecuencia vibratoria permanezca en nuestras células durante un periodo prolongado.

Todos tenemos necesidades que cubrir. Nuestras emociones nos muestran a qué necesidad debemos prestar atención en cada momento. Son como los pilotos de un panel de control que indican los problemas concretos que se deben resolver. El abatimiento, la ira, la culpa, la tristeza, la inadaptación, el estrés, etc., son emociones incluidas en nuestro panel de control. Se trata únicamente de señales a las que debemos prestar atención y actuar en consecuencia.

Cada uno tenemos nuestro propio panel de control emocional. Es la interpretación que hacemos de las situaciones que vivimos la que hace brotar una emoción u otra; de ese modo, una misma situación puede provocar la aparición de emociones diferentes. Veamos un ejemplo para entenderlo con mayor claridad.

Un despido, después de muchos años trabajando para la misma empresa, puede provocar emociones tan dispares como:

➤ Enfado, si lo interpreto como una situación de injusticia.

➤ Culpabilidad, si tengo la impresión de no haber hecho lo suficiente para cumplir con las funciones del puesto.

➤ Abatimiento, si considero que no encontraré un nuevo empleo.

➤ Soledad, si este nuevo estado me lleva a encontrarme solo en casa todo el día.

➤ Rechazo, si entiendo que el motivo del despido está en la no aceptación de mi persona por parte de los demás.

➤ Tristeza, si el trabajo o mis compañeros eran muy importantes para mí.

➤ Estrés, si la falta de dinero no me permite llegar a fin de mes.

➤ Alegría, si interpreto que me han ayudado a dar un paso que yo no me atrevía a dar.

➤ Entusiasmo, si entiendo esta situación como una oportunidad para hacer lo que realmente me gusta.

➤ Motivación, si lo veo como un desafío.

➤ Satisfacción, si realmente era lo que buscaba.

➤ ...

Las emociones de baja frecuencia vibratoria, habitualmente llamadas *emociones negativas*, deben ser interpretadas y su mensaje ha de ser descodificado, a fin de poder actuar en consecuencia y resolver la situación que las ha generado. De este modo impediremos que acaben creando un bloqueo emocional.

Cuando nos comunicamos, menos de un diez por ciento de la comprensión pasa por las palabras. El resto de la comunicación procede de factores no verbales como la postura, los gestos, las expresiones faciales o el tono de voz, habitualmente controlados por nuestro subconsciente, según nuestras creencias y emociones. Se trata de un tipo de comunicación similar en todos los individuos del planeta, ya sean de Papúa Nueva Guinea, de China o de Madagascar.

Los animales sienten nuestras emociones y nosotros las comunicamos a los demás de forma automática por el principio de resonancia. Tanto las personas como los animales tenemos la capacidad de interpretar las frecuencias energéticas de las emociones. Eso es lo que las convierte en el lenguaje más extendido de la Tierra. No es una lengua que aprendamos con su fonética, sus acentos y su ortografía. Es un lenguaje que está en nosotros desde el nacimiento y que todos los seres comprenden.

A pesar de ello, habitualmente no se nos enseña a interpretar las emociones, y son pocas las personas que las escuchan. Además, escucharlas no significa necesariamente saber descifrarlas y mucho menos saber expresarlas a los demás. No existe un lenguaje único de las emociones. Las personas no perciben sus emociones y las de los demás de la misma manera, al estar condicionada su interpretación por sus propias creencias y experiencias. También hay diferencias culturales en lo que respecta a las emociones. En algunas culturas, se anima a expresarlas; en otras más bien se reprimen. Igualmente, se observan diferencias entre los sexos: los hombres tienden a ocultar sus emociones para *proteger* su virilidad.

Es importante también tener en cuenta el resultado de las interacciones que mantenemos con los demás, ya que ciertas personas de nuestro entorno contribuyen a nuestro crecimiento, mientras que otras retrasan nuestra evolución personal y pueden representar un perjuicio para nuestra salud. Algunos individuos penetran en nuestro espacio para quejarse, para criticar o para representar el papel de víctima. Se trata de los *vampiros de energía*. Desarrollar una relación de escucha con ellos nos mantiene en un círculo vicioso del que difícilmente saldremos. En cambio, podemos preguntarles: «¿Qué vas a hacer ahora con respecto a tu problema?», o bien: «¿Cómo piensas solucionarlo?». Eso les ayudará a volver al momento presente.

En cualquier caso, nuestras emociones son consecuencia directa de nuestras creencias, nuestros valores y nuestra forma de entender la vida. Cuando aparecen, reflejan una falta de coherencia puntual en un tema concreto. Las emociones son señales y es importante gestionarlas porque influyen en nuestra salud, en nuestro comportamiento y en nuestro futuro.

Podemos gestionar nuestras emociones manteniendo nuestro marco de creencias y valores, o bien modificando este marco de referencia, interiorizando las creencias y valores que realmente deseamos. Si optas por esta segunda vía, además de la información que encontrarás en el capítulo 6,

«Pilar Espiritual», te recomiendo aprender alguna técnica de reprogramación a nivel subconsciente tipo PSYCH-K o el método Silva, o bien utilizar alguno de mis anteriores libros de formación a nivel subconsciente, *Un curso de felicidad* y *Apunta alto.* En ellos hallarás sencillas técnicas y procesos para llevar a cabo este tipo de transformaciones.

Todo lo que veremos a continuación va dirigido a la gestión de nuestras emociones, manteniendo el marco existente de creencias y valores.

El proceso para gestionar de forma óptima nuestras emociones, una vez identificadas, debe incluir los siguientes pasos:

1. Comprobar si esta emoción es consecuencia de un bloqueo emocional previo, y en caso afirmativo liberarlo.
2. Identificar si la emoción pertenece a alguien de nuestro entorno, o si es realmente nuestra.
3. Identificar si la emoción es objetivamente real.
4. Actuar.

PASO 1

Cuando se presenta una emoción intensa, lo primero que debemos hacer es COMPROBAR SI ES CONSECUENCIA DE UN BLOQUEO EMOCIONAL con el que cargamos. En la medida en que desaparezcan los bloqueos emocionales que se hallen en el origen de cada emoción, nos resultará mucho más sencillo gestionarla correctamente. De hecho, muy probablemente al liberar el bloqueo, la emoción que sentíamos desaparezca.

Para verificar si esa emoción es consecuencia de un bloqueo emocional, podemos preguntarnos por medio del test muscular: «¿La emoción que siento es consecuencia de un bloqueo emocional?». Si la respuesta es *sí*, deberíamos utilizar los procedimientos descritos en el proceso de liberación de bloqueos emocionales.

PASO 2

Nuestro cuerpo nos envía sensaciones físicas (hambre, sed, dolor, etc.), así como señales emocionales, para advertirnos de todo tipo de necesidades. Por desgracia, algunas de las señales emocionales pertenecen a las personas que nos rodean y se nos transmiten por resonancia. Cada día estamos sometidos a un bombardeo continuo de emociones de aquellos que nos rodean.

Una vez nos hemos asegurado de no tener ningún bloqueo emocional que esté incitando la aparición de una determinada emoción, el siguiente paso es COMPRENDER SU ORIGEN: «La emoción que siento, ¿está generada por alguien de mi entorno? ¿Es el bebé que llora? ¿Es alguien angustiado a mi lado?...». Si es así, esa emoción no me pertenece.

PASO 3

Si el origen no está en alguien externo a mí, hay que atribuirla a una situación que me hace sentir esa emoción. Es entonces el momento de tomar distancia y preguntarse: «¿Esta emoción tiene una razón de ser? Examinando la situación desde una perspectiva diferente, ¿puedo interpretarla de otra manera?». Tomar distancia nos ayudará a comprobar si nuestra percepción de la realidad es correcta.

SI LA EMOCIÓN ES REAL, desde una perspectiva objetiva, HAY QUE ACTUAR. De no hacerlo, la emoción se quedará vibrando dentro del cuerpo, destruyendo nuestros recursos y alejándonos de la salud. Actuar de acuerdo con la emoción que sentimos y responder a esa necesidad es la única manera de resolver la situación.

PASO 4

Actuar significa entender el mensaje, el significado que tiene la emoción que sentimos, y obrar en consecuencia, restableciendo nuestro equilibrio interior y haciéndonos coherentes a todos los niveles.

Al afrontar las emociones, nos liberamos del estrés interior, restaurando en nuestro ser esa paz que actúa directamente sobre el cuerpo físico.

A continuación veremos algunas emociones básicas, y se explicará cuál es su mensaje, la necesidad que busca cubrir y algunas posibles soluciones.

CULPA. *Hecho de sentirse culpable o avergonzado.*

Mensaje: la culpa procede de una necesidad de justicia, y nos dice que hemos sido injustos con alguien, con nosotros mismos o con una situación vivida. Se trata de una presión que nos empuja a corregir una injusticia que nosotros mismos hemos cometido y por la que hemos causado daño a otros.

Solución: analiza con perspectiva la situación para identificar si lo que has hecho es realmente injusto. Si es así, asume la responsabilidad de tus acciones y trata de corregir la situación. Si te resulta imposible, perdónate sinceramente a ti mismo y pídeles perdón a las personas involucradas. Lo más importante es aprender del error, perdonarse uno mismo y de este modo evitar que en el futuro volvamos a cometer el mismo error.

APATÍA. *Sentimiento de indiferencia, falta de motivación, entusiasmo e interés por la vida.*

Mensaje: indica la necesidad de experimentar nuevos retos y experiencias que me hagan crecer, de superar mis propios límites. También puede indicar una falta de objetivos en la vida. La apatía, así como el abatimiento, señala que debemos reducir las limitaciones que tenemos, aprender y superarnos. Con frecuencia, este sentimiento queda enmascarado por la pereza o el miedo a lo desconocido.

Solución: la solución pasa por la acción. Debes plantearte proyectos, marcarte objetivos, identificar tu misión en la vida, ampliar tu campo de juego, superar tu zona de confort y hacer cosas nuevas. Haz lo que desees, siempre y cuando te estimule, te motive y te impliques realmente.

SOLEDAD. *Hecho de sentirse aislado.*

Mensaje: somos seres sociales, y nos realizamos en compañía de personas que nos aprecian o a las que amamos. La soledad transmite una necesidad de estar con alguien que me aprecie y a quien yo ame, o de sentirme vinculado, formando parte de un todo.

Solución: lo primero es identificar si tu necesidad se origina en tu incapacidad de estar solo, si siempre necesitas estar acompañado. En este caso la solución pasa por identificar y resolver los motivos que te llevan a tener este comportamiento.

Si la soledad es real, llama a alguien a quien aprecies, queda para comer, busca un trabajo que te permita tener contacto con otras personas, hazte voluntario en alguna organización social, hazte miembro de un club en el que puedas realizar una actividad que te guste, etc. Haz cualquier cosa que te permita interactuar, relacionarte y sentirte apreciado por los demás.

Si te sientes solo incluso cuando estás rodeado de tu gente, el problema probablemente radique en una falta de proyectos y objetivos comunes. Por alguna razón, tus intereses, preocupaciones y objetivos son distintos de los que tienen aquellos que te rodean. Si es el caso, deberíais buscar objetivos comunes, y en última instancia, cambiar de compañía.

INADECUACIÓN. *Hecho de sentirse estúpido, inútil o incapaz.*

Mensaje: todos necesitamos sentir que confiamos en nosotros mismos, que estamos en plena posesión de nuestras capacidades y controlamos nuestra vida. La inadecuación es una voz interior que nos dice que no hacemos las cosas como debiéramos, nos indica que algo no funciona en nuestro interior, que debemos reencontrarnos para valorarnos, confiar en nosotros mismos y querernos.

Solución: el origen de esta inadecuación puede radicar en que estés dedicando tu tiempo a actividades para las que realmente no estás cualificado. Si es el caso, adquiere esa cualificación, o bien dedícate a aquello para lo que realmente estés preparado.

Otra posibilidad es que tus creencias limitantes te la estén jugando. Que realmente sea tu interpretación la que te identifique de este modo, sin estar basada en hechos fundados. Si es esto lo que sucede, la solución pasa por trabajar tus creencias y bloqueos emocionales. Mis libros *Un curso de felicidad* y *Apunta alto* pueden ayudarte en ese camino.

TRISTEZA. *Sentimiento de melancolía que provoca falta de ánimo y de alegría.*

Mensaje: por diferentes motivos, desarrollamos apego a objetos, lugares, funciones o personas. En ocasiones, el apego resulta tan intenso que el hecho de alejarnos de aquello por lo que sentimos apego activa en nosotros la tristeza. A veces, cuando sufrimos una pérdida importante, cuando nuestras expectativas no se ven cumplidas o cuando las circunstancias de la vida son distintas de las que nos gustarían, aparece la tristeza.

Solución: desde otra perspectiva, ¿la pérdida es realmente importante? ¿O el apego que sentimos es excesivo? En cualquier caso, en la medida de lo posible puedes intentar reemplazar la pérdida por otro objeto, otro puesto de trabajo u otra relación.

En la vida, todo ocurre por alguna razón. Todo tiene una parte positiva. Intenta identificar cuál es esa parte positiva del hecho que te ha originado esa tristeza.

Si la causa de la tristeza es la pérdida de un ser querido, siente gratitud por todo aquello que te ha aportado, por el fruto de esa relación, por tus recuerdos, por los momentos vividos en su compañía, y concédete vivir el duelo durante un periodo corto.

ESTRÉS. *Sentimiento de estar desbordado o de que nos falla el control.*

Mensaje: siento que tengo mucho que hacer, o que no estoy en condiciones de hacerlo. Necesito ayuda o refuerzos adicionales para poder cumplir con todas mis obligaciones.

Solución: el problema puede estar en alguno de los siguientes factores:

- Mala gestión del tiempo.
- Deficiente capacidad organizativa.
- Dificultad para priorizar las tareas importantes.
- Incapacidad de decir no a las exigencias de terceros.
- Incoherencia interna entre lo que piensas y lo que haces.
- Exceso de control o de perfeccionismo.
- Falta de visión global.
- No tener clara la misión u objetivo perseguido.
- ¿Eres tú quien controla tu vida?
- ...

En función del problema identificado, deberás actuar en consecuencia, aprendiendo a gestionar tu tiempo, a priorizar, a soltar riendas, a delegar, a decir *no, ahora no puedo*, a definir con claridad el objetivo perseguido, etc.

IRA. *Sentimiento de estar furioso o irritado.*

Mensaje: todos poseemos un sentido de la justicia acorde con nuestra moral y creencias personales. La ira nos indica que percibimos que una situación es injusta para uno mismo o para los demás.

Solución: antes de lanzarnos de forma descontrolada a solucionar la situación de injusticia, debemos tomar perspectiva y analizar si es realmente injusta, o bien si se trata de una mala interpretación. En el primer caso, debemos pensar qué modos se nos ocurren de volverla justa. Si no puedes corregir una situación injusta, el perdón es el camino para gestionar tu emoción e impedir que se convierta en un bloqueo emocional.

Emociones como el amor, la compasión, el perdón, la alegría o simplemente la risa y el buen humor son excelentes a la hora de fortalecer las células del sistema inmunitario. Y al contrario, emociones como la soledad, la culpa, la vergüenza, la desesperación, el odio o la ansiedad lo debilitan. El propio temor a padecer determinada enfermedad contribuye a su aparición, ya que predispone al organismo debilitando el sistema inmunitario.

Tus emociones son responsables en gran medida de tu salud. No cometas el error de infravalorarlas, ya que serías tú mismo el único perjudicado. Además, como has visto, no es tan difícil gestionarlas de forma adecuada.

Tus emociones son tuyas, y eres tú el único responsable de lidiar con ellas correctamente.

Ser un humano es como estar en una casa de huéspedes.
Cada mañana una nueva llegada.
Una alegría, una depresión, una maldad,
algunas percepciones momentáneas,
que aparecen como visitantes inesperados.

Dales la bienvenida y atiéndelos a todos ellos.
¡Incluso si llega un grupo de lamentos
que barren violentamente tu casa y la vacían de muebles!
Aun así, haz los debidos honores a cada invitado.
Quizás te esté enseñando algo para tu regocijo.
El pensamiento oscuro, la vergüenza, la malicia,
sal a buscarlos a la puerta riendo, e invítalos a entrar.

Estate agradecido a quienquiera que venga,
porque cada uno ha sido enviado como un guía del más allá

RUMI, *La casa de huéspedes*.

 Para finalizar el capítulo, vas a realizar la interiorización de varias creencias, que te permitirán integrar a nivel subconsciente muchos de los conceptos que acabamos de ver, facilitándote el desarrollo de hábitos que te posibiliten gestionar correctamente tus emociones.
Las creencias que vas a interiorizar son las siguientes:

1. Merezco vivir en el amor, la compasión, el perdón y la alegría.
2. Tengo la capacidad y la libertad de elegir mis emociones.
3. Elijo vivir siempre emociones positivas.
4. Busco relacionarme con personas positivas, optimistas y felices.
5. Soy plenamente consciente del impacto que las emociones tienen en mi salud.
6. Yo soy el único capacitado para gestionar mis propias emociones y resolver mis conflictos emocionales.

7. Me libero de mis bloqueos emocionales en cuanto los identifico.

8. Identifico mis emociones en cuanto aparecen, y las gestiono inmediatamente.

9. Diferencio claramente cuándo mis emociones me pertenecen y cuándo pertenecen a otros.

10. Identifico y mantengo a raya a los vampiros de energía.

11. Transmito mis necesidades a los demás y me siento satisfecho por ello.

12. Me doy permiso para cuidar de mí mismo.

Para llevar a cabo la interiorización, debes hacer lo siguiente:

1. Prepara la grabación del ejercicio 3, «Pilar emocional», que encontrarás en www.eiriz.com/almadelasalud.html, o en www.editorialsirio.com.

2. Sigue las instrucciones del paso cruzado que encontrarás en la página 62, y realízalo poniendo tu intención en activar todo tu cerebro para llevar a cabo la interiorización de estas creencias.

3. Busca un lugar donde tengas la seguridad de estar tranquilo y sin interrupciones durante una media hora, y ponte en una posición cómoda, sentado con la espalda recta, o bien tumbado.

4. Cuando estés preparado, pon en marcha la grabación y déjate guiar.

5. Al finalizar, para verificar la correcta transformación de todas estas creencias a nivel subconsciente, puedes someter al test muscular la siguiente afirmación: «Todas las creencias de esta lista han sido grabadas con éxito a nivel subconsciente».

6. También puedes hacer la comprobación individualmente con cada una de ellas. Para ello, simplemente somete al test muscular cada creencia.

7. No es lo habitual, pero si por alguna razón la respuesta a la consulta anterior, o al test de cualquiera de las creencias de la lista, te diera como respuesta un NO, vuelve a realizar el ejercicio buscando una mayor relajación.

En el próximo capítulo se te presenta el tercero de los pilares que sostienen tu salud, el pilar mental. En él descubrirás el poder de tu mente, de tus memorias celulares, y cómo mejorar tus capacidades mentales.

– 5 –

PILAR MENTAL

La suerte favorece solo a la mente preparada

Isaac Asimov

La mente no es un campo restringido a los psicólogos y psiquiatras. Todos estamos constantemente modificando nuestras propias mentes y las de los demás a través de lo que decimos y hacemos. Cuando le indicamos a un niño que no se merece una determinada recompensa, cuando un médico le asegura a su paciente que le quedan tres meses de vida, cuando los telediarios nos bombardean con noticias negativas dirigidas a generarnos miedo, etc., estamos continuamente *programando* nuestras mentes subconscientes, de forma activa o pasiva, sin ninguna titulación y, por supuesto, sin conocimiento alguno de ello.

Invertimos muy poco tiempo, en la mayoría de los casos ninguno, en deshacernos de las condiciones internas que socavan nuestro bienestar y nuestra salud. Lo normal es que lo hagamos simplemente por desconocimiento, ya que con la misma facilidad con que programamos nuestro subconsciente de forma involuntaria o inconsciente, podemos programarlo de forma consciente.

En el capítulo 2 se apuntaron las características de nuestra mente subconsciente, así como la responsabilidad que esta tiene en la creación de nuestra realidad. La mente subconsciente es nuestro piloto automático, que nos dirige hacia la manifestación de una realidad u otra. La suerte es que por medio de nuestra mente consciente podemos cambiar la programación de nuestro piloto automático.

Como has podido experimentar en lo que llevas de libro, si te has detenido a realizar los ejercicios propuestos, es relativamente fácil cambiar nuestras memorias celulares (creencias y bloqueos emocionales) a voluntad. Basta con conocer las técnicas que nos permiten hacerlo.

Estar sano es, entre otras cosas, tener plena capacidad mental, lo que significa pensar con claridad, tener la capacidad de concentrarte, sentirte confiado y seguro, estar abierto a nuevas ideas, etc. Y eso es lo que vamos a trabajar en este capítulo. Para ello profundizaremos en el funcionamiento de nuestra mente y nuestro cerebro, y en cómo sacar el máximo provecho de ellos.

Desde la perspectiva de nuestra mente, estar sano también depende del hecho de tener alineadas nuestras creencias con la generación de salud, lo cual conseguiremos por medio del ejercicio incluido al final de este capítulo.

Conocer lo máximo posible sobre el estado de tu automóvil antes de salir de vacaciones te garantiza tener un viaje más seguro; así pues, conozcamos nuestro recurso más preciado, el cerebro, y preparémoslo para el viaje más importante: nuestra vida.

EL CEREBRO Y LA MENTE

La imaginación es más importante que la razón.

ALBERT EINSTEIN

EL CEREBRO

Imagina por un instante que estás en lo alto de una colina, desde la cual contemplas una gran ciudad de noche. Si prestas un poco de atención, verás algunas zonas, no muchas, con las luces encendidas. Fijándote en los coches que circulan, también observarás que, en general, solo unas pocas avenidas, iluminadas tanto por sus farolas como por esos automóviles que circulan por ellas, tienen luz a esa hora. El cerebro es un poco así, como una ciudad en penumbras, pero siempre con algunas avenidas y calles iluminadas.

Al igual que las ciudades, nuestros cerebros cuentan con muchas posibilidades de iluminación. Podemos encender un montón de farolas (*neuronas*), pero son pocas las avenidas (*conexiones neuronales*) conectadas todo el tiempo. En consecuencia, tendemos a usar la misma información para resolver cualquier tipo de problemas. Normalmente siempre utilizamos determinados patrones de pensamiento, que se corresponden con las conexiones neuronales que mantenemos activas.

Del mismo modo que generamos nuevas conexiones neuronales cuando estudiamos algo diferente o nos enfrentamos a situaciones que supongan un reto, dejar de ejercitar el cerebro conduce a la desactivación gradual de nuestras conexiones neuronales.

Cuantas más conexiones neuronales activamos,

más inteligentes nos hacemos.

El cerebro está compuesto por unos cien mil millones de neuronas, y se divide en dos hemisferios, derecho e izquierdo, con funciones y capacidades diferentes.

El hemisferio izquierdo nos aporta la lógica y el razonamiento. Es el responsable de que podamos escribir, analizar, abstraer, categorizar, emitir juicios, tener memoria verbal, utilizar símbolos y comprender las matemáticas.

El hemisferio derecho nos dota de percepción holística. De él parte nuestra intuición, y es donde se generan las visiones o revelaciones creativas. Además, nos permite sintetizar, visualizar, reconocer patrones, relacionar las cosas con el tiempo presente o generar sensaciones y percepciones.

Por ejemplo, acordarse del nombre de una persona depende del hemisferio izquierdo mientras que recordar su rostro depende del derecho. Leer un libro que explique cómo jugar al tenis es función del hemisferio izquierdo, pero sentir cómo la pelota impacta en la raqueta lo es del derecho.

Por desgracia, la enseñanza actual está centrada de forma prácticamente exclusiva en el desarrollo del hemisferio izquierdo, lo que hace el mundo cada vez más lógico y racional. De este modo, dejamos de usar el hemisferio derecho, desactivando gradualmente, a medida que crecemos, las conexiones neuronales que teníamos de pequeños y que nos hacían tremendamente creativos.

Nuestro mayor potencial estriba en el correcto desarrollo de ambos hemisferios, y en su sincronización e integración. Los dos son totalmente complementarios y necesarios;

son por lo tanto las conexiones neuronales que engloban ambos hemisferios las que mayor potencial creativo nos ofrecen.

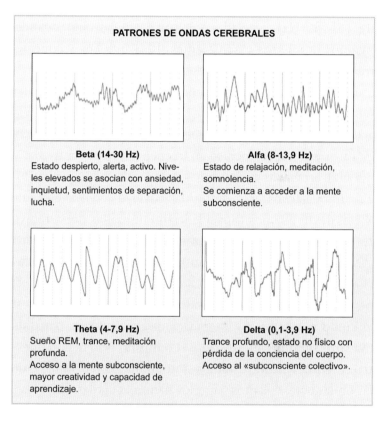

PATRONES DE ONDAS CEREBRALES

Beta (14-30 Hz)
Estado despierto, alerta, activo. Niveles elevados se asocian con ansiedad, inquietud, sentimientos de separación, lucha.

Alfa (8-13,9 Hz)
Estado de relajación, meditación, somnolencia.
Se comienza a acceder a la mente subconsciente.

Theta (4-7,9 Hz)
Sueño REM, trance, meditación profunda.
Acceso a la mente subconsciente, mayor creatividad y capacidad de aprendizaje.

Delta (0,1-3,9 Hz)
Trance profundo, estado no físico con pérdida de la conciencia del cuerpo.
Acceso al «subconsciente colectivo».

La buena noticia es que la neurociencia ha demostrado que las conexiones neuronales se pueden desarrollar en cualquier momento de nuestra vida, con independencia de la edad, incluidas las conexiones que integran y equilibran ambos hemisferios cerebrales.

Nuestro cerebro, en su continua interacción con nuestra mente, funciona las veinticuatro horas del día, siete días a la semana, los trescientos sesenta y cinco días del año.

Además, lo hace en distintas frecuencias de forma simultánea: beta, alfa, theta y delta.

Las ondas cerebrales más frecuentes son las beta (entre 14 y 30 Hz), asociadas a etapas de sueño nulo, cuando estamos despiertos y conscientes. Relajándonos y concentrándonos tenemos la capacidad de reducir la actividad cerebral en frecuencias beta, incrementándola en frecuencias alfa (entre 8 y 13,9 Hz). Una mayor relajación mental aumenta la actividad cerebral en frecuencias theta (entre 4 y 7,9 Hz), y en casos especiales, incluso en frecuencias delta (entre 0,1 y 3,9 Hz), asociadas estas últimas a etapas de sueño profundo.

Al relajarnos y concentrar la actividad cerebral en alfa y theta, desarrollamos capacidades no utilizadas del cerebro. Es como cuando nos desplazamos desde el centro de una gran ciudad, con su continuo ruido, hasta un lugar solitario y silencioso, en medio del campo. Cuando lo hacemos, percibimos muchos más sonidos y sensaciones. Es como si el ruido constante de la gran ciudad mantuviera parte de nuestros sentidos anestesiados. Lo mismo ocurre con nuestro cerebro. Cuando estamos sintonizados con el bullicio de las ondas beta, dejamos pasar los mensajes sutiles y las ideas. Simplemente no estamos sintonizados correctamente para recibirlos.

Los momentos de creatividad se presentan con una alta actividad cerebral en frecuencias alfa. De hecho, hay estudios que muestran que un segundo y medio antes de tener una visión o una idea creativa, el cerebro presenta un incremento repentino y prolongado de frecuencias alfa en el lóbulo occipital derecho, en el hemisferio derecho. En estos estados alfa, nuestras redes neuronales dominantes se desactivan temporalmente de forma parcial. Cuando las redes neuronales dominantes tienen menos actividad, el cerebro, como un todo, comienza a estar más activo, lo que lleva a que se enciendan y activen neuronas por todos sus rincones.

LA MENTE

Como ya vimos en el capítulo 2, nuestra mente presenta dos partes claramente diferenciadas: la mente consciente y la mente subconsciente. Ambas necesarias y complementarias, interactúan de forma constante con nuestro cerebro.

Es nuestra mente consciente, ubicada en el córtex prefrontal, la que más condicionada se ve por las características físicas, de activación y desactivación de nuestras neuronas y conexiones neuronales. Por tanto, será en las funciones llevadas a cabo por nuestra mente consciente donde más beneficios podemos esperar del desarrollo de nuestro cerebro.

Por su parte, nuestra mente subconsciente, que actúa desde el sistema límbico, parece no requerir la participación del cerebro. Hay investigaciones en las que se demuestra que nuestras respuestas emocionales e instintivas, aquellas generadas por nuestra mente subconsciente, son identificadas en nuestro corazón décimas de segundo antes de ser percibidas en nuestro cerebro. En cualquier caso, nuestra mente subconsciente actúa basándose en nuestras memorias celulares —frecuencias en las que vibran nuestras células—, en cualquier punto del cuerpo.

La mayoría de nuestras decisiones no conscientes están dominadas por ráfagas instintivas. Muchas veces nuestra mente consciente, racional, justifica decisiones que ya habíamos tomado antes de ser conscientes de ellas.

> *Podríamos decir que la activación neuronal de nuestro*
> *cerebro establece el terreno de juego en el que desarrolla su*
> *actividad nuestra mente consciente. En cambio, nuestra mente*
> *subconsciente no está condicionada por nuestro cerebro.*

Ambas son realmente importantes en nuestra vida. Sin la mente consciente estaríamos dirigidos exclusivamente por nuestros instintos. Por su parte, la mente subconsciente, entre otras cosas, es la responsable de mantenernos con vida, ya que permite a nuestro organismo realizar procesos vitales sin la necesidad de pensar siquiera en ellos. Bombear sangre por las venas, hacer la digestión después de comer, transpirar cuando tenemos calor, estornudar cuando se bloquean nuestras fosas nasales, parpadear continuamente para mantener húmedos nuestros ojos, activar y desactivar nuestro sistema inmunitario, expulsar las toxinas que se introducen en nuestro cuerpo, etc., son algunos ejemplos del control que nuestro subconsciente tiene sobre nuestra vida.

Estando el cerebro conectado con todos los órganos corporales, resulta lógico que las memorias celulares (creencias y bloqueos emocionales) determinen, hasta cierto punto, la configuración de activación y desactivación neuronal. No debería, por tanto, extrañarnos que la activación de conexiones neuronales que integren ambos hemisferios pueda lograrse por medio del establecimiento de creencias potenciadoras, tal como demostró el neurocientífico Jeffrey L. Fannin. Este tipo de creencias tienen la peculiaridad, en el momento en que son integradas, de generar las conexiones neuronales necesarias que permiten su puesta en práctica, tanto para nuestra mente consciente como para la subconsciente.

Nuestro cerebro se estructura sobre la base de la misma información que alimenta a nuestra mente subconsciente, nuestras memorias celulares.

La actividad mental, consciente o inconsciente, puede dar forma a las estructuras neuronales de varias maneras:

➤ Las redes neuronales más utilizadas reciben mayor flujo sanguíneo, lo que les proporciona más glucosa y más oxígeno.

➤ Cuando las neuronas se activan al mismo tiempo, se refuerza la sinapsis existente y se forman nuevas sinapsis si no existían.

➤ Algunas conexiones neuronales no demasiado utilizadas, o simplemente inactivas, desaparecen. La supervivencia depende de su activación continuada.

➤ Crecen neuronas nuevas, y se generan nuevas conexiones entre ellas, en diferentes áreas del cerebro.

Realizando una analogía con un ordenador, el cerebro sería el procesador (*hardware*), mientras que la mente consciente sería el sistema operativo (*software*). Las capacidades de nuestra mente consciente dependen de las características o prestaciones de nuestro cerebro. Es por esa misma razón por lo que nuestra mente consciente funciona a un máximo de cuarenta ciclos por segundo.

Por su parte, nuestra mente subconsciente sería como un sistema operativo paralelo, que maniobra en una frecuencia totalmente diferente y no solo no depende del procesador que utiliza nuestra mente consciente, sino que además tiene la capacidad de transformarlo, mejorando sus prestaciones. El procesador de nuestra mente subconsciente es el corazón, con su elevada frecuencia energética. Asimismo, la memoria de este ordenador estaría compuesta por todas nuestras células. Es en ellas donde se almacena toda la información.

Maximizar nuestra salud, a todos los niveles, pasa por mejorar la capacidad cerebral, pero también por alinear la mente subconsciente con aquello que queremos conseguir: salud.

Sacar mayor partido de nuestra mente consciente pasa por desarrollar nuestro cerebro generando nuevas conexiones neuronales. El camino más fácil para lograrlo es bajar las frecuencias cerebrales, llegando de este modo a alcanzar niveles de percepción más sutiles.

Nuestra mente subconsciente tiene también la capacidad de desarrollar nuestro cerebro, de incrementar las prestaciones del procesador que utiliza nuestra mente consciente.

Nuestras capacidades, así como el nivel de complejidad de nuestra mente, nuestro cerebro y nuestro cuerpo, son infinitamente mayores que las de un ordenador. De hecho, nuestra mente tiene la capacidad de incrementar las prestaciones de todo nuestro cuerpo. Es como si un ordenador pudiera mejorar las prestaciones de su procesador, incrementar su memoria, mejorar la velocidad y la precisión al imprimir, al comunicarse con otros ordenadores, etc.

MEMORIAS CELULARES

He decidido ser feliz porque es bueno para la salud.

VOLTAIRE

Las memorias celulares se componen de toda esa información almacenada en nuestras células, en forma de frecuencias vibratorias. Se trata de todas nuestras creencias y bloqueos emocionales, utilizados por la mente subconsciente para determinar sus respuestas *automáticas*.

El entorno cultural y social en el que crecemos, los grupos de los que formamos parte, el entorno profesional en el que nos movemos, etc., determinan lo que es posible, lo que es aceptable, lo que es valorable, etc. Se trata de una cantidad ingente de paradigmas y creencias que incorporamos dentro de nosotros, y que pasan de unas generaciones a otras a través de la cultura y las tradiciones. Los amigos, la familia, los compañeros de trabajo, de escuela o de universidad, o los maestros, también tienen una gran influencia en nuestras percepciones. Compartir miradas similares del mundo nos hace comunicarnos con más facilidad con el otro, ya que compartimos un mismo significado, un mismo sentido.

Cuando recibimos un impacto emocional, generalmente, reaccionamos de forma instintiva con el afán de protegernos. Si sabemos gestionar esa reacción instintiva, no hay problema. El problema se presenta cuando no gestionamos correctamente esa situación, y esa emoción se queda vibrando en nuestro interior como un bloqueo constante, que nos rompe la conexión con nuestros verdaderos sentimientos.

Las memorias celulares están compuestas por

nuestras creencias y bloqueos emocionales.

Nuestras memorias celulares son tremendamente importantes, ya que son las responsables de guiar nuestras vidas y materializar nuestros destinos. Son las encargadas de las acciones, reacciones y decisiones de nuestra mente subconsciente en nuestro día a día. Son las responsables de todos nuestros hábitos.

Nuestras memorias celulares, correctas o incorrectas, positivas o negativas, limitantes o potenciadoras, conscientes o inconscientes... son las que dirigen nuestras actitudes y conductas, y nuestras relaciones con los demás y con nosotros mismos, generando nuestra realidad. Son las lentes a través de las cuales interpretamos la realidad exterior y decidimos (inconscientemente) nuestras reacciones.

Nuestra mente subconsciente reacciona de forma automática a los estímulos recibidos del exterior, y lo hace basándose en esas memorias celulares que todos tenemos. Las memorias celulares representan la base de datos de la que se alimenta nuestra mente subconsciente; son por tanto las responsables de nuestra vida y de nuestro destino.

Nuestras memorias celulares son las responsables

de las respuestas de nuestra mente subconsciente,

y por tanto de nuestra vida.

La forma de funcionar de nuestra mente subconsciente, sin la necesidad de centrar nuestra atención consciente en todo lo que hacemos, nos permite mantenernos libres de peligro, pero al mismo tiempo puede impedirnos ser como realmente deseamos y vivir la vida saludable que realmente queremos.

Algunas de las creencias y bloqueos emocionales que acumulamos nos limitan para alcanzar las metas a las que aspiramos. Se trata de creencias limitantes y bloqueos emocionales *negativos*, responsables de nuestras respuestas inconscientes a nivel emocional, actitudinal e incluso de nuestra respuesta biológica ante los acontecimientos del día a día.

Ahora bien, nuestras memorias celulares no solo condicionan nuestra respuesta inconsciente, sino que además moldean nuestro cerebro, condicionando las capacidades de nuestra mente consciente. Al mismo tiempo que se graban en nuestras células, las memorias celulares activan neuronas en nuestro cerebro, desarrollando determinadas conexiones entre ellas, que permiten el desarrollo de ciertos hábitos de actuación, de respuestas emocionales o incluso de patrones de pensamiento. En consecuencia, esas memorias celulares determinan el terreno de juego en el que se mueve nuestra mente consciente.

Nuestras memorias celulares moldean nuestro cerebro.

Nuestras memorias celulares pueden ser constructivas o destructivas. Son capaces de bloquear nuestros propósitos y relaciones, y de originar enfermedades y malestar. O, por el contrario, pueden potenciar nuestras relaciones más increíbles, nuestras mejores relaciones personales y una magnífica salud. Cada uno de nosotros dispone de todos los instrumentos y recursos necesarios para lograr los resultados que se proponga. Simplemente basta con alinear nuestras memorias celulares con nuestros objetivos. Y por fortuna es relativamente fácil hacerlo, como ya has podido comprobar en lo que llevas de libro.

Las memorias celulares se pueden cambiar.

Pero ¿hasta dónde pueden llegar las memorias celulares?

En una estadística realizada en Estados Unidos en 2008, la mitad de los médicos admitió prescribir placebos de forma habitual. Investigaciones similares en otros lugares del mundo han obtenido los mismos resultados. ¿Por qué prescriben los médicos píldoras de azúcar? Sencillamente porque el efecto placebo funciona.

El efecto placebo es el resultado en nuestro cuerpo y comportamiento de la energía creada por nuestro cerebro y nuestro corazón, en respuesta a nuestras creencias y percepciones personales. Técnicamente se denomina efecto placebo a la mejora de la salud mediante la sugestión positiva, y se utiliza para describir cualquier tratamiento en el que a los pacientes se les hace creer que están siendo sometidos a un procedimiento benéfico o recibiendo un agente curativo, cuando en realidad se les está administrando algo que no presenta propiedades curativas. Multitud de estudios corroboran el hecho de que tanto medicamentos inocuos como intervenciones quirúrgicas no realizadas tienen efectos positivos en porcentajes importantes de los pacientes que creen estar recibiendo realmente tratamiento.

Por el contrario, cuando esa misma mente está llena de pensamientos negativos que pueden deteriorar la salud, los efectos producidos se conocen como efecto nocebo. Por ejemplo, cuando un médico le dice a su paciente que va a morir en seis meses, sin quererlo está poniendo las bases para engendrar el efecto nocebo.

Una situación realmente sorprendente en la que podemos observar ambos efectos (placebo y nocebo) es en los diversos estudios sobre el cáncer que incluyen a hijos adoptados, y que ya comenté en capítulos anteriores.

Yendo todavía más lejos, es bastante frecuente en casos de pacientes de trasplantes que junto con sus nuevos órganos también experimenten cambios conductuales y psicológicos. Son muchos los libros que recogen y documentan este tipo de experiencias, y en los que sus protagonistas pasan a adoptar los pensamientos, sentimientos, sueños, personalidad e, incluso, anhelos y caprichos de los donantes. La cuestión es que nuestras células mantienen su vibración, que incluye las memorias celulares, una vez son separadas de nuestro cuerpo.

Las memorias celulares perduran incluso tras una separación física.

En el ejercicio que encontrarás al final de este capítulo, llevarás a cabo la reprogramación de un buen número de creencias que te conducirán hacia la salud y hacia el desarrollo de tu capacidad mental.

MEJORANDO NUESTRAS CAPACIDADES

La persona que dice que no se puede no debería
interrumpir a la persona que lo está haciendo.

PROVERBIO CHINO

Enfrentarse a situaciones nuevas, al igual que adquirir nuevos conocimientos, produce un incremento de conexiones neuronales y aumenta el volumen del córtex cerebral. El cerebro no es un órgano con estructura fija en el momento del nacimiento, sino que está dotado de plasticidad durante toda la vida de la persona.

Tu cerebro puede seguir aprendiendo y cambiando hasta el momento en que mueres, propiedad conocida como neuroplasticidad. Con independencia de lo que te haya sucedido en la vida o los genes que tengas, puedes, a través de tu mente, modificar la estructura y anatomía de tu cerebro.

El cerebro tiene la capacidad de regenerarse y seguir

aprendiendo hasta nuestros últimos días.

No estamos biológicamente destinados a tener menor capacidad mental y creatividad con la edad. Lo que ocurre es que la juventud nos hace más ignorantes e inocentes, lo cual nos permite aceptar ideas más radicales. Si seguimos encontrando nuevos desafíos, nuestro cerebro continuará comportándose como cuando éramos jóvenes, con independencia de la edad.

La creatividad es la actividad mental a través de la cual en algún momento surge una visión o revelación dentro del cerebro, generando como resultado una idea nueva. Supone romper nuestros patrones habituales de pensamiento. Es algo que nos sucede a todos, con mayor o menor frecuencia.

Ser más creativo en alguna disciplina requiere poner atención. Si estamos todo el tiempo ocupados, es muy difícil que se nos ocurran ideas diferentes que puedan cambiar o mejorar un producto, una canción, una forma de vivir, etc. Necesitamos poner nuestra atención al servicio de nuestra creatividad.

Ser creativo también requiere encender y conectar neuronas distintas a las que utilizamos habitualmente, lo que no permitirá abandonar nuestros viejos patrones de pensamiento. No hacerlo nos lleva a obtener ideas parecidas o iguales a las que veníamos obteniendo.

Está en nuestras manos dejar de comportarnos como aquel borracho que buscaba su cartera bajo la luz de una farola, simplemente porque allí había luz, mientras que el lugar en el que realmente la había perdido estaba a oscuras.

SITUACIONES NUEVAS

Las experiencias nuevas generan conexiones neuronales nuevas, construyen diferentes patrones sinápticos y transforman nuestro modo de percibir el mundo. Al igual que cuando ejercitamos un músculo, todo lo que representa nueva información y nuevas experiencias mantiene al cerebro en buena forma.

Cuando hacemos algo por primera vez, estamos desarrollando el cerebro, generando nuevas conexiones neuronales.

Hay muchas formas de salir de lo conocido, aunque estas dependen, claro está, de la experiencia de cada uno. Si siempre te rodeas de la misma gente, pasa algún tiempo a solas o intenta conocer a otras personas. Si nunca miras hacia arriba, levanta la cabeza y contempla el cielo, las nubes, las estrellas, los árboles o los edificios. Si viajas siempre en coche, redescubre el placer de la bicicleta o del transporte público. Si siempre juegas al póquer, intenta jugar al mus. Si practicas un deporte, prueba con otro. Y, especialmente, lee, investiga y profundiza en los temas que te interesen.

Cualquier experiencia nueva comporta la oportunidad de aprender, de ver la vida desde otra perspectiva y de desarrollar tu cerebro. La idea es salir de lo conocido, de esas rutinas o hábitos que no requieren esfuerzo alguno y que mantienen a nuestro cerebro con el freno de mano. Suelta el freno y pon tu cerebro a circular.

FRECUENCIAS ALFA

Como hemos visto anteriormente, las ondas alfa de nuestro cerebro calman la mente, posibilitando la activación de neuronas y conexiones neuronales nuevas por todo el cerebro. Caminar en silencio, meditar, rezar o practicar cualquier tipo de actividad relajante no solo nos beneficia reduciendo el estrés y bajando el nivel de reactividad emocional, sino que además estimula la activación y sincronicidad cerebral. Esto nos predispone a generar ideas creativas y a encontrar soluciones novedosas a problemas existentes. Es como eliminar el ruido de fondo en una fiesta. En el momento en que lo haces, puedes oír el tono de llamada del móvil.

Tener ideas requiere estar abierto a recibir señales muy sutiles y a permitir que tu cerebro realice nuevas conexiones, para lo cual debes tener la mente relajada y tranquila.

Cualquier técnica o disciplina que te permita conocerte más, relajar tu mente o desarrollar tu inteligencia emocional te hace más creativo e inteligente.

Dedica un tiempo a la reflexión y el relax. La ocupación constante no es buena para el desarrollo de las capacidades cerebrales y la creatividad. Es importante que tengas tiempo a diario, o en momentos concretos de la semana, para revisar qué estás haciendo, hacia dónde vas y si es preciso promover cambios en tu vida. Se trata de momentos absolutamente necesarios para alcanzar tu equilibrio personal. Estos momentos no aparecen de forma mágica. No los decide tu jefe, ni tu pareja; son decisiones que tienes que tomar tú.

Algunas sugerencias para llevar tu cerebro a trabajar en frecuencias alfa son las siguientes:

➤ Busca un ambiente tranquilo; puede ser una habitación o un lugar al aire libre.

➤ Ponte cómodo y busca una postura que te permita estar con la espalda erguida durante unos minutos, sin quedarte dormido.

➤ Mantén una actitud pasiva. Vacía tu mente. Cuando vienen los pensamientos, déjalos pasar. No te quedes atascado en ellos; no les des más vueltas.

➤ A ser posible, utiliza alguna técnica específica de relajación mental o meditación, y practícala con frecuencia.

El *mindfulness*, la meditación trascendental, la meditación budista en cualquiera de sus múltiples formatos o cualquier otra técnica de relajación mental resultan altamente recomendables para bajar las frecuencias cerebrales; llevan a quien las practica a alcanzar una mayor capacidad sensitiva, a mejorar su estado de ánimo, a aumentar su capacidad para hacer frente a las emociones negativas y a desarrollar las prestaciones de su cerebro.

De hecho, cada vez son más las empresas, como Google o 3M, que conscientes de sus grandes beneficios a nivel de creatividad y desarrollo personal para sus empleados, incluyen en su jornada laboral periodos de tiempo libre y les enseñan técnicas de relajación mental. Se trata precisamente de empresas que destacan por su innovación, creatividad y visión estratégica.

BUEN AMBIENTE EMOCIONAL

La eficiencia para aprender algo está relacionada con el ambiente emocional en el cual se está aprendiendo. Cuanta mayor coherencia exista entre nuestra propia frecuencia vibratoria y la del entorno, mayor facilidad tendremos para aprender y crecer. O lo que es lo mismo, cuanto más a gusto nos encontremos, más fácilmente aprenderemos.

Muchos estudios demuestran la importancia de la relación que se establece entre el estudiante y el maestro para el correcto aprendizaje. Lo mismo podríamos decir en las relaciones padre-hijo, jefe-empleado, etc.

Existe una relación muy estrecha entre los estados emocionales y los momentos de creatividad. Las emociones positivas incrementan la posibilidad de tener ideas, mientras que las negativas reducen esta capacidad. Cuando uno está ansioso, con miedo, o siente cualquier otra emoción negativa, hay una actividad cerebral intensa en frecuencias beta, que dificulta la aparición de frecuencias alfa, y por tanto reduce la posibilidad de recibir señales sutiles.

Nuestros cinco sentidos –vista, oído, olfato, gusto y tacto– son receptores que nuestro subconsciente utiliza para recopilar estímulos, generando respuestas emocionales basándose en ellos.

Hay estudios que muestran cómo el simple hecho de mejorar el ambiente poniendo flores y plantas en la oficina incrementa hasta un quince por ciento las ideas concebidas por los empleados. Otros estudios indican que para ser más creativo es conveniente rodearse de todo tipo de objetos de color verde o azul, y evitar los colores rojos, que por lo general nos ponen en tensión, al estar asociados por nuestro subconsciente con el peligro, el error o lo prohibido.

Algunas investigaciones destacan que el olor a limón aumenta las ventas en las marisquerías, el olor a hierba cerca de los productos lácteos las eleva en los supermercados, el olor a cuero las facilita en los concesionarios de automóviles de lujo, el olor a vainilla las duplica en *boutiques* de ropa femenina, el olor a miel o rosas consigue el mismo efecto en las tiendas de ropa masculina, el aroma a café o a chocolate en máquinas expendedoras hace que vendan hasta un sesenta por ciento más y el aroma a galletas recién hechas facilita enormemente la venta de casas. Las grandes empresas son muy conscientes de esto, hasta tal punto que la cadena de cafeterías Starbucks, por ejemplo, no permite a sus empleados usar perfumes para que no interfieran en el aroma del café, que atrae a potenciales clientes.

MENTE ABIERTA

Centenares de estudiantes universitarios participaron en un interesante estudio, en el que fueron divididos en dos grupos. El primero recibió la siguiente consigna: «Tienes siete años y la escuela hoy no abre sus puertas. Tienes todo el día para ti. ¿Qué harías? ¿Adónde irías? ¿Qué mirarías?». Por su parte, el segundo grupo de estudiantes recibió la siguiente consigna: «Tienes todo el día para ti. ¿Qué harías? ¿Adónde irías? ¿Qué mirarías?».

Después de que ambos grupos escribieran las respuestas durante diez minutos, se les dio una serie de acertijos y test de creatividad; por ejemplo, encontrar un uso alternativo al neumático de un coche muy viejo. El primer grupo, que por un instante se sintió un niño de siete años, fue de lejos mucho más creativo en los acertijos y generó el doble de ideas que el segundo grupo.

Debemos poner intención para pensar de manera no convencional. Esa intención estimulará la activación de determinadas neuronas e incrementará el número de conexiones entre ellas. Cuantas más conexiones diferentes haya, más capacidades mentales desarrollaremos y más posibilidades tendremos de llegar a ideas, soluciones o visiones diferentes.

Dejar de lado nuestros viejos patrones de pensamiento y nuestras barreras mentales es un elemento fundamental para ser creativo y desarrollar nuestro cerebro.

La mayoría fuimos educados para evitar desafiar a la autoridad, en especial en el trabajo, la escuela o la familia. Por ello, muchas veces no nos hacemos las preguntas adecuadas y nos quedamos anclados en nuestros viejos patrones de pensamiento. Para promover un pensamiento fresco y curioso, y por ende desarrollar tus capacidades mentales, debes preguntarte constantemente, haciendo que se convierta en parte de tu rutina, lo siguiente:

➤ ¿Por qué?
➤ ¿Qué sucedería si...?
➤ ¿Por qué no?

Estos son algunos principios que debes seguir cuando estés siendo creativo y generando ideas:

➤ Relaja la mente, y a ser posible cierra los ojos, ya que al menos un cuarto del cerebro está involucrado en los procesos de la visión.
➤ No te juzgues, deja fluir las ideas y sé flexible.
➤ No hagas comentarios. Los comentarios negativos son altamente perjudiciales y pueden frenar en seco la inspiración.
➤ Céntrate en la idea, no en la forma ni en su implementación. La plasmación de la idea es un paso posterior.

➤ No te preocupes. Las emociones negativas, como el miedo, nos llevan a nuestros antiguos patrones de pensamiento y bloquean la creatividad.

➤ No evalúes basándote en experiencias pasadas. Hacerlo significa dar como válidos errores cometidos en el pasado.

➤ No te desmotives. Es fácil caer en la pérdida de energía e interés en lo que estás haciendo. Habitualmente las cosas no se consiguen a la primera.

LA TOXICIDAD DE LAS NOTICIAS

Las noticias que emiten los medios de comunicación son al cerebro lo que el azúcar es al cuerpo. Son fáciles de tragar, y nos facilitan pequeños bocados de placer, no requieren ningún esfuerzo, pero nos acaban perjudicando. Aunque parezca que simplemente nos mantienen informados, las noticias nos llenan el cerebro de hechos que carecen de utilidad práctica o teórica alguna para nuestras vidas, que se escapan de nuestro ámbito de acción y que, a menudo, no nos conciernen en absoluto.

La acumulación de este tipo de noticias perjudica la salud. Todas esas informaciones son enormemente tóxicas para nuestra mente y van generando creencias limitantes en nuestro subconsciente, haciendo que nos volvamos más temerosos y agresivos, y disminuyendo nuestra creatividad y capacidad de reflexión. Está demostrado que dejar de leer los periódicos y ver los telediarios nos hace sentir más felices.

Según el protagonismo que tienen unas u otras noticias en los medios, se puede llegar a sobrevalorar el riesgo de morir en un atentado terrorista y, sin embargo, infravalorar el de morir por estrés crónico. De igual modo se sobrestima la felicidad que crea el hecho de ser rico y se subestima la posibilidad de ser profundamente infeliz por elegir mal al cónyuge.

A diferencia de lo que ocurre al leer libros, podemos llegar a tragarnos, de forma pasiva, una cantidad ilimitada de titulares y de noticias, como si de caramelos multicolores para el subconsciente se tratase, con el enorme perjuicio que ello conlleva para nuestra salud.

La acumulación de noticias también es tóxica, ya que todos esos titulares negativos que recibimos a diario liberan enormes cantidades de cortisol, lo que altera el sistema inmunitario y reduce la producción de hormonas del crecimiento. En definitiva, nos lleva a vivir en una situación de estrés crónico.

La mayoría de los consumidores de noticias, incluidos aquellos que solían ser ávidos lectores, han perdido la capacidad de leer artículos extensos y libros. Tras unas cuatro o cinco páginas, se cansan, se aburren, su concentración desaparece, necesitan moverse o directamente se duermen. La razón no es que hayan envejecido o que tengan cosas más importantes que hacer, sino que la estructura física de su cerebro ya no es la misma.

Por tu bien, ¡no te vuelvas adicto a las noticias!

MOTIVACIÓN

Algunos estudios aseguran que la única característica en común de las personas creativas radica en su motivación por alcanzar algún objetivo concreto.

Sin la motivación, las ganas de pensar de forma distinta o de encontrar nuevas ideas, este proceso de desarrollar la mente no puede ni siquiera iniciarse.

La única barrera que puede impedirnos tener la mente activa y desarrollar cada vez mayores capacidades mentales e intelectuales es nuestra propia falta de motivación.

Estar motivado permite tener pasión e interés, y disfrutar del proceso. Asimismo, la motivación fomenta la atención y el aprendizaje. Existen muchos estudios donde se demuestra que cuanta más atención presta el cerebro a un determinado estímulo, más elaborada es la información que podemos retener y guardar en nuestra memoria.

Entrenar tu interés, tu atención y tu estado de conciencia es clave para desarrollar tu cerebro, aprender mejor y potenciar tu creatividad.

Tener metas, sueños o visiones concretas de lo que deseas alcanzar es una de las características más comunes de los individuos creativos y exitosos. Debemos tener un deseo ardiente de alcanzar la meta, una fuerte creencia de que es posible lograrla, y por último trabajar con la confianza de que llegaremos a ella. En definitiva, UNA BUENA META DEBE ASUSTARTE UN POCO PERO EXCITARTE MUCHO MÁS.

Fijarte un objetivo específico cada mañana o cada día te ayudará a tener una motivación para levantarte de la cama. Puede ser algo insignificante o trascendental, pero que, desde la noche anterior, te haga sentir deseoso de despertarte para ir tras ello.

Muchas personas viven en piloto automático. Simplemente se dejan llevar sin plantearse siquiera lo que les gusta o les hace disfrutar. Viven de forma reactiva, y se convierten en víctimas de las circunstancias. Cualquiera de estas personas, si se lo propone, puede descubrir que existe al menos un objetivo, cada día, por el que vale la pena despertarse. Puede ser conocer a alguien, comprar algo a una persona especial, plantar un árbol, llamar a un amigo o un familiar, limpiar el escritorio, escribir una carta, ver una película, probarse ropa nueva, etc. Si haces esto de forma continuada, sentirás que levantarte cada mañana es un privilegio por el que debes dar gracias.

Por qué no fijarnos en los grandes creadores de la historia. Genios como Leonardo da Vinci, Albert Einstein, Thomas Alva Edison, Ralph Waldo Emerson, Salvador Dalí, Wolfgang Amadeus Mozart, Ludwig van Beethoven, Michael Faraday y muchos otros coinciden en indicar que sus creaciones les llegaban sin esfuerzo, que entraban directamente en su mente cuando alcanzaban un determinado estado de relajación.

A modo de ejemplo, Leonardo da Vinci tomaba varios descansos durante el día para mantener su actividad creativa; Thomas Edison era conocido por sus siestas frecuentes; Einstein hacía algo similar en sus momentos de creatividad, en los que se sentaba en un salón oscuro, dejando previamente una libreta al lado donde anotar sus ideas; Salvador Dalí se sentaba en un sillón muy cómodo y colocaba un vaso en el suelo apoyando una parte de una cuchara, mientras que la otra punta la sostenía en la mano; cuando la cuchara caía en el vaso, lo despertaba, y Dalí dibujaba de inmediato las imágenes que aparecían en su cabeza.

Todos ellos buscaban desarrollar sus capacidades cerebrales y mentales, y lo hicieron realmente bien. Tú también puedes, y ahora ya sabes cómo hacerlo.

> *Es muy bueno planear de vez en cuando alejarte y tener un poco de relajación [...] cuando regreses al trabajo, tu juicio será más seguro, ya que mantenerte constantemente en el trabajo ocasionará que pierdas el poder del juicio.*
>
> Leonardo da Vinci

 Para finalizar este capítulo, vas a integrar a nivel subconsciente diversas creencias que te llevarán a generar salud, desprenderte de la enfermedad y desarrollar tu cerebro continuamente.

Las creencias que vas a interiorizar son las siguientes:

- ➢ En mi mente tengo libertad absoluta.
- ➢ Soy un ser sano y completo.
- ➢ Mi cuerpo sana rápidamente y cada día tengo más vitalidad.
- ➢ Soy un individuo fuerte y capaz.
- ➢ Me merezco un cuerpo fuerte y sano, y me permito disfrutar de él.
- ➢ Acepto la salud como algo natural en mi vida.
- ➢ Utilizo mis palabras y mis pensamientos como instrumentos para dar forma a mi futuro.
- ➢ Activo nuevas neuronas y realizo conexiones entre ellas continuamente.
- ➢ Activo y sincronizo los dos hemisferios de mi cerebro en todo lo que hago.

➤ Relajar mi mente por regla general me hace más inteligente, y yo lo hago.

➤ Todas mis creencias están alineadas con la salud, y me mantienen alejado de la enfermedad.

➤ Busco enfrentarme a situaciones nuevas a diario.

➤ Me rodeo de un entorno en el que me siento a gusto.

➤ Afronto los problemas con la flexibilidad mental de los niños, dejando brotar la creatividad.

➤ Busco a diario cosas que me motiven y me permitan tener ilusión, pasión e interés.

➤ Siempre tengo recursos para inspirarme y ser creativo en todo lo que hago.

➤ Confío en mí mismo para hacer frente a cualquier desafío, grande o pequeño.

Para llevar a cabo la interiorización, debes hacer lo siguiente:

➤ Prepara la grabación del ejercicio 4, «Pilar mental», que encontrarás en www.eiriz.com/almadelasalud.html, o en www.editorialsirio.com.

➤ Sigue las instrucciones del paso cruzado que encontrarás en la página 62, y realízalo poniendo tu intención en activar todo tu cerebro para llevar a cabo la interiorización de estas creencias.

➤ Busca un lugar donde tengas la seguridad de estar tranquilo y sin interrupciones durante una media hora, y ponte en una posición cómoda, sentado con la espalda recta, o bien tumbado.

➤ Cuando estés preparado, pon en marcha la grabación y déjate guiar.

➤ Al finalizar, para verificar la correcta interiorización de todas estas creencias a nivel subconsciente, puedes someter al test muscular la siguiente afirmación: «Todas las creencias de esta lista han sido grabadas con éxito a nivel subconsciente».

➤ También puedes hacer la comprobación individualmente con cada una de ellas. Para ello, simplemente somete al test muscular cada creencia.

➤ No es lo habitual, pero si por alguna razón la respuesta a la consulta anterior, o al test de cualquiera de las creencias de la lista, te diera como respuesta un NO, vuelve a realizar el ejercicio buscando una mayor relajación.

En el próximo capítulo descubrirás el cuarto y último de los pilares que sostienen tu salud, el pilar espiritual. Entre otras cosas aprenderás las leyes que rigen nuestras vidas, entenderás cómo nuestro subconsciente nos envía mensajes a través del cuerpo físico, o cómo el concepto amplio o restrictivo que tengamos de la vida puede condicionar nuestra salud.

– 6 –

PILAR ESPIRITUAL

*Somos seres espirituales
aprendiendo a ser humanos.*

<small>SUZANNE POWELL</small>

La incoherencia que percibía entre lo que se hacía desde las instituciones religiosas y el mensaje que predicaban me hizo creer durante mucho tiempo que la religión era algo obsoleto. Sin diferenciar la espiritualidad de la religión, metía a ambas en el mismo saco, y las consideraba un vestigio del pasado, o una excusa para alcanzar mayores niveles de poder. Cualquier atrocidad, incluidos los asesinatos, ha sido justificada dentro del paraguas de distintas religiones a lo largo de la historia.

Por lo que a mí respecta, llegué a entender la espiritualidad a través de la ciencia. Cuanto más profundizaba en el funcionamiento de la mente y de la materialización de nuestra realidad, más comprendía la existencia de unas leyes universales, más allá de la materia y de la vida acotada y restringida en la que nos encontramos.

Con el tiempo comprendí que nada tiene que ver la espiritualidad con la religión. La primera es una forma de entender la vida, es algo personal, mientras que la segunda es una creación humana, en ocasiones utilizada en beneficio de unos pocos. Muchas religiones son instituciones sobrecargadas de normas y dogmas, que en el pasado, o incluso en el presente, han utilizado (o utilizan) los mensajes espirituales con propósitos perversos por codicia o sed de poder.

La espiritualidad es la relación del individuo consigo mismo, con su familia, con sus amigos, con su comunidad, con el planeta y con el universo. No es un deber, sino una filosofía personal de vida. Lo que yo, como individuo, percibo, experimento, pienso o siento no es, al final, más que yo mismo.

El espíritu representa lo que no somos capaces de validar con nuestros sentidos. Algo parecido al viento, que podemos sentir pero no tocar.

También comprendí que el mensaje original de todas las religiones es el mismo, y además coincide con las leyes universales. Son los hombres quienes lo han ido pervirtiendo y manipulando a lo largo del tiempo.

La espiritualidad es lo contrario del dogmatismo. Constituye, por tanto, una visión más amplia de la existencia, sin ideas preconcebidas. La espiritualidad nos lleva a comprender que hay muchas verdades en esta Tierra. Es una apertura de espíritu que nos ayuda a prescindir de nuestros principios obsoletos para que podamos adaptarnos constantemente a los cambios que nos depara la vida. La religión implica un sentido de pertenencia a una identidad particular creada por los hombres, mientras que la espiritualidad no implica ningún sentido de pertenencia, salvo al hecho de estar vivo y con voluntad de amar, amarse a sí mismo y realizarse.

Nuestros sentidos nos crean la ilusión de que vivimos en un mundo material. Cuando esto lo damos por sentado, bloqueamos gran parte de la información que nos llega. Al bloquearla, nos privamos de ella, y así nos convertimos en prisioneros de un mundo que construimos nosotros mismos.

Al igual que nuestra mente, nuestras creencias y nuestras emociones ejercen un enorme poder sobre nuestra vida y nuestro estado físico, nuestra concepción espiritual también lo hace. Nuestra forma de entender la existencia en esta vida, o lo que es lo mismo, nuestro nivel de conciencia, está en el origen de muchas de nuestras creencias y, consecuentemente, de muchos de nuestros problemas físicos.

> Cada una de nuestras creencias actúa como el timón
> de nuestro barco, haciendo posible que crucemos
> el océano o nos perdamos en el mar.

El pilar espiritual está representado por nuestro *yo superior*, por nuestra conciencia. Es el que nos permite conectar las dimensiones física, mental y emocional, y entender el equilibrio que nos conforma. Es, asimismo, la dimensión que nos permite elevarnos y tomar distancia, para tener una perspectiva de las diferentes situaciones de la vida y poder evaluarlas con objetividad.

Muchas personas viven momentos de realización espiritual o iluminación, que se producen ocasionalmente a lo largo de sus vidas. Se trata de momentos de una extraordinaria paz interior, en los que se sienten conectadas a una fuerza superior. Sin embargo, la mejor manera de desarrollar la conciencia no consiste en esperar a que se produzcan esos momentos, sino en cultivarlos. Elevar el nivel de conciencia, desarrollando de ese modo la espiritualidad personal, se puede conseguir de un modo relativamente sencillo. Mi libro *Un curso de felicidad* profundiza en este tema y facilita dicho proceso de elevación de conciencia.

No es casualidad que un número cada vez mayor de centros de oncología tengan en cuenta la salud espiritual y la integren en todas sus facetas. Como tampoco lo es que la salud espiritual sea una de las recomendaciones de la Organización Mundial de la Salud.

Existen centenares de casos de pacientes que han vencido al cáncer a pesar de haber sido desahuciados por la medicina. ¿Qué tienen en común? Todos hacen frente al miedo, se niegan a creer las estadísticas y deciden tomar las riendas de su vida. Todos ellos tienen fe en sí mismos y se sienten capaces de controlar su destino. No hay una sombra de duda en su espíritu: cuentan con los recursos necesarios para salir de su difícil situación. Confían en sí mismos y en su entorno, y no se hunden en la desesperación. Sin embargo, no hay necesidad de estar enfermo para comenzar a hacerlo.

Ten un espíritu positivo y confía en la vida. Poco importa si crees en Jesús, en Mahoma, en Buda, en Krishna, en el destino, en el universo, en las estrellas, en la matriz divina, en la ciencia o en ti mismo, pero cree. Esa fe te aportará paz y equilibrio interior.

LAS LEYES DE LA VIDA

Señor, haz de mí un instrumento de Tu paz.
Que donde haya odio, siembre amor,
que donde haya daño, perdone,
que donde haya duda, ponga fe,
que donde haya desesperación, ponga esperanza,
que donde haya oscuridad, ponga luz,
Que donde haya tristeza, ponga alegría.

Oh, divino maestro, concédeme el no buscar
ser consolado sino consolar,
ser comprendido sino comprender,
ser amado sino amar.
Pues al dar recibimos,
perdonando somos perdonados,
muriendo nacemos a la vida eterna.

SAN FRANCISCO DE ASÍS

Son muchos los que nos han transmitido enfoques, vivencias, valores, filosofías, etc., dirigidos a vivir desde una perspectiva que nos permita obtener el máximo rendimiento de nuestros actos. Tanto los mensajes originales de cualquiera de las religiones que han llegado a nuestros días como las filosofías de vida de la ley de la atracción, el poder del ahora o muchas otras, tienen razón. Todos ellos nos transmiten una serie de leyes universales que nos indican el camino para ser más eficientes y felices, alcanzar el éxito y vivir de forma saludable.

Las leyes de la vida trascienden religiones, culturas y fronteras políticas. Revelan un conjunto de valores que crean nuestro carácter, nos muestran una determinada visión de la realidad y nos proporcionan una guía moral en nuestro camino en la vida. Conseguiremos lo que nos proponemos si incorporamos estas leyes de la vida a nuestro subconsciente, convirtiéndolo en el aliado perfecto de nuestra mente consciente.

Las conclusiones de los estudios realizados por el doctor David R. Hawkins durante más de veinte años nos muestran que cada persona presenta un nivel energético de conciencia determinado, dentro de una escala logarítmica que va del uno al mil. Cada nivel está asociado con un patrón emocional que dirige nuestra vida y nos lleva a reaccionar de forma distinta ante los eventos externos que se cruzan en nuestro camino.

Nuestro nivel de conciencia refleja hasta qué punto tenemos interiorizadas las leyes de la vida. Se trata de nuestra propia frecuencia de vibración energética. Las altas frecuencias de los niveles de conciencia elevados impiden que penetren en nosotros el miedo, la ansiedad, el estrés, la ira o las enfermedades mentales. Esta frecuencia de vibración más rápida da también acceso a la intuición, la imaginación, la creatividad y otras cualidades que en un estado normal de conciencia se hallan latentes. Los niveles vibratorios más elevados nos sacan del mundo físico del ego, donde se asienta la ilusión de los problemas.

MAPA DE LA CONCIENCIA HUMANA, DEFINIDO POR EL DOCTOR HAWKINS

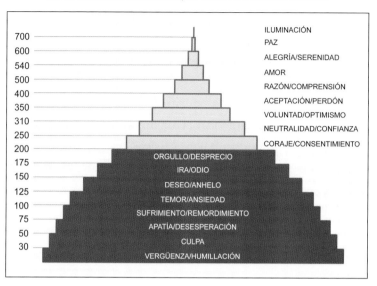

En el gráfico adjunto podemos observar el mapa de la conciencia definido por el doctor Hawkins. Cada nivel de conciencia está asociado a una fuerza emocional concreta. El nivel 200 es el mínimo que permite disfrutar de una vida constructiva, con el poder necesario para alcanzar un cierto equilibrio emocional. Los niveles inferiores a 200, en los que no existe ningún grado de autoestima, conducen a la persona a la autodestrucción, ya que impiden alcanzar el equilibrio emocional.

Según esta clasificación, los niveles inferiores a 199 corresponden a un impulso primario de supervivencia. Entre 200 y 499, adquiere importancia el bienestar de los demás. Entre 500 y 599, aparece el interés en la conciencia espiritual. Entre 600 y 699, lo que importa es el bien de la humanidad. Y entre 700 y 1000, la vida se dedica a la salvación de la humanidad.

Existen dos tipos diferenciados de leyes de la vida: las *leyes físicas* y las *leyes espirituales*.

Las leyes físicas nos muestran las normas que dirigen el juego. Son las que nos permiten tener dominio sobre nuestra existencia.

Por su parte, las leyes espirituales o actitudinales nos indican una fórmula para sacar el máximo provecho de nuestra existencia, atendiendo a las leyes físicas. Son las que nos permiten alcanzar un nivel de conciencia superior, pasando de estar a merced de las circunstancias externas a convertirnos en cocreadores de nuestra realidad y nuestra vida.

Las leyes espirituales vienen a ser la mejor estrategia que podemos utilizar en el terreno de juego establecido por las leyes físicas.

LEYES FÍSICAS

1. **TODO VIBRA Y TODO SE MUEVE.** Nosotros, al igual que todo lo que nos rodea, somos energía en continuo movimiento. Todo se mueve, tiene vida e influye en todo lo que le rodea.

2. **LAS VIBRACIONES MÁS RÁPIDAS CORRESPONDEN A MAYORES NIVELES DE CONCIENCIA, Y NOS ACERCAN AL ESPÍRITU.** Son energías compatibles con los estados superiores de bienestar físico, mental y emocional. Cuanta mayor es la vibración, mayor es la quietud.

3. **LAS VIBRACIONES MÁS LENTAS NOS MANTIENEN EN EL MUNDO DE LOS PROBLEMAS.** Son energías compatibles con la enfermedad, la incomodidad, la fatiga, el estrés, etc.

4. **TENEMOS LA CAPACIDAD DE MODIFICAR NUESTRA VIBRACIÓN** y elevar nuestro nivel de conciencia.

5. **Atraemos hacia nosotros lo que somos en nuestro interior**. Todo lo que hay fuera de mí es una prolongación de lo que hay dentro de mí. La vida es un espejo que me muestra cómo entiendo mi existencia. Atraemos a nuestra vida situaciones y personas que resuenan con nuestra propia vibración, con independencia del nivel de vibración en el que nos encontremos.

6. **La mente domina sobre la materia**. Todo es susceptible de ser pensado y por tanto de ser materializado.

7. **Siempre recogemos lo que sembramos**. Si no es en esta vida, lo será en las siguientes. No se trata de un castigo, sino de una consecuencia lógica, ya que estaremos atrayendo hacia nosotros esas mismas vibraciones.

8. **Todo tiene dos posibles maneras de presentarse de forma antagónica**. Ambos polos son complementarios y necesarios. En el correcto equilibrio entre ambos está la paz, la salud, el bienestar, etc.

9. **Todo fluye continuamente**. La vida es un proceso de cambio continuo, en el que deberíamos fluir como observadores de la interrelación de todas las fuerzas que intervienen, sabiendo que todo es cíclico. Aferrarse al pasado, así como el apego excesivo por los bienes o las relaciones, supone luchar contra ese cambio continuo.

LEYES ESPIRITUALES

Las leyes espirituales son las normas que deberían determinar nuestra actitud ante las circunstancias que acontecen en cada momento.

1. CENTRARSE EN LAS EMOCIONES DE ALTA VIBRACIÓN. Emociones como el amor, la compasión o el perdón nos vuelven poderosos, mientras que la venganza, la crítica, la censura o la falsedad nos debilitan inevitablemente. Vibrar de forma habitual con emociones positivas nos hace sanos y fuertes, mientras que hacerlo en las bajas frecuencias de las emociones negativas, como ya hemos visto en capítulos anteriores, nos puede conducir hacia la enfermedad.

2. PENSAR SIEMPRE EN POSITIVO. Todo pensamiento posee una energía que nos fortalece o debilita. Debemos tomar conciencia de nuestros pensamientos, eliminar aquellos que nos debilitan, y sustituirlos por otros que nos den fortaleza y posibiliten nuestro crecimiento. Debemos pensar en positivo con respecto a nuestro cuerpo, ya que nuestras células reciben todos los mensajes y se transforman según nuestros pensamientos.

3. TODO TIENE UN LADO POSITIVO. Los problemas están en la manera en que reaccionamos ante las circunstancias. Las opiniones y los juicios que tenemos sobre las circunstancias que vivimos son realmente el problema.

4. CONTROLAR TUS REACCIONES. Cuando reaccionamos ante las energías más bajas, entramos en resonancia con ellas, generando una situación en la que, sin desearlo, atraemos más energías de baja frecuencia. Reaccionar con odio, ira, enfado, orgullo o cualquier otra emoción de bajo nivel energético crea un muro que no permite que lo bueno que deseamos llegue hasta nosotros.

5. SER SELECTIVO CON LOS MENSAJES QUE RECIBES. Todo nuestro entorno, desde la música que escuchamos o los

programas que vemos en televisión hasta la organización y contenido de nuestro hogar y nuestro lugar de trabajo, crea energías que influyen en nosotros durante muchas horas al día. Debemos ser conscientes de ello y actuar en consecuencia, para que las energías que nos transmitan nos aporten fortaleza y no debilidad.

6.   SER SELECTIVO CON LAS PERSONAS QUE TE RODEAN. Las personas que nos rodean, ya sean familiares, amigos, conocidos o compañeros de trabajo, también nos están transmitiendo energía continuamente. Debemos mantenernos próximos a quienes nos fortalecen y alejarnos de aquellos que nos debilitan.

7.   IDENTIFICAR Y PERSEGUIR TU MISIÓN. Todos tenemos una misión o un propósito en la vida. Todos tenemos metas en el trabajo y en la escuela, pero no son nuestras metas, ya que se nos dan desde el exterior. No siempre somos nosotros quienes las elegimos y, por tanto, no ponen de relieve todas nuestras fortalezas y capacidades. Asimismo, la sociedad puede «programarnos» objetivos que no son los nuestros, como querer comprar un coche nuevo, una casa más grande, etc. Y al final, cuando esas metas y objetivos de otros se desvanecen, puede aparecer un profundo interrogante: «¿Cuál es mi propósito en la vida?». Cuanto antes lo encuentres, de más tiempo dispondrás para alcanzarlo, viviendo desde la coherencia y logrando la realización personal.

8.   FLUIR CON LA VIDA. Las metas apasionantes permiten alcanzar un excelente equilibrio entre ambos hemisferios del cerebro. Pueden trascender el ego y volcarnos en el momento presente, ignorando el tiempo. Cuando

estamos totalmente dedicados a una actividad que amamos sin esperar resultado alguno, nuestra percepción del tiempo se altera por completo. Las horas pueden pasar en pocos minutos y los minutos pueden parecer horas. El equilibrio entre las dos partes de nuestro cerebro es un estado de flujo, un apacible estado de ingravidez. Los mejores momentos de nuestras vidas se producen cuando el cerebro o el resto del cuerpo se utilizan a su máxima capacidad en un esfuerzo voluntario para realizar algo difícil pero valiente y gratificante.

9. **VALORARTE Y SENTIRTE BIEN CONTIGO MISMO.** La imagen que tenemos de nosotros mismos determina hasta qué punto nos gusta el mundo, el nivel de satisfacción que podemos esperar e incluso lo que vamos a lograr en la vida.

10. **VIVIR EN EL MOMENTO PRESENTE.** De hecho, es lo único que existe. El futuro es tan solo una posibilidad, mientras que el pasado ya no volverá. Vivir en el momento presente supone dejar de lado el miedo o la preocupación por los problemas que pueden ocurrir en el futuro. También supone adquirir el hábito del perdón, ya que es necesario para dejar atrás el pasado.

Una vez conocemos estas leyes, ¿qué podemos hacer para integrarlas a nivel subconsciente, elevando de este modo nuestro nivel de conciencia? Son varios los caminos que podemos seguir. Quizás el más utilizado sea la meditación, aunque no por ello es el más rápido para alcanzar este objetivo.

Con independencia de todos los demás beneficios que aporta la meditación, y que veremos posteriormente, si lo que buscamos es interiorizar lo más rápidamente posible las leyes universales en el subconsciente, elevando de ese modo nuestro nivel de conciencia, el mejor camino es la formación a nivel subconsciente.

La formación a nivel subconsciente consiste en una transformación interior, guiada y dirigida a alcanzar objetivos concretos. Se basa en liberar los bloqueos emocionales y transformar las creencias que permiten generar unos determinados hábitos de pensamiento y comportamiento. Con la ayuda de este libro estás llevando a cabo un proceso de formación a nivel subconsciente en tu relación con la salud. Siguiendo mi anterior libro, *Un curso de felicidad*, puedes hacer lo mismo para elevar tu nivel de conciencia; de ese modo alcanzarás un estado de felicidad interior, que no dependa de las circunstancias externas.

En cualquier caso, por medio del ejercicio que encontrarás al finalizar este capítulo, podrás interiorizar algunas de las creencias que fundamentan las leyes de la vida.

ATENTOS A LOS MENSAJES

El cuerpo humano no es más que apariencia,
y esconde nuestra realidad.

Víctor Hugo

Continuamente estamos siendo bombardeados por mensajes (sincronicidades) que van desde la sutileza hasta la obviedad, y que pueden hallarse en el exterior o en nuestro interior. Podemos observarlos por la calle, al poner la radio, al recibir una llamada, etc., o bien sentirlos en nuestro propio cuerpo.

No hacer caso a estos mensajes nos lleva a que se reproduzcan con mayor intensidad o a que perduren en el tiempo, lo que conlleva un cierto riesgo para nuestra salud. Un mensaje canalizado como una ligera molestia en nuestro cuerpo, pasado el tiempo, puede convertirse en una enfermedad grave. Nuestro subconsciente nos envía ese tipo de mensajes, en forma de metáforas, para indicar la falta de coherencia entre lo que creemos profundamente y lo que en verdad estamos haciendo. En ocasiones, nuestros sentimientos y pensamientos son unos y nuestras acciones son otras, y esta incoherencia se muestra en nuestros cuerpos en forma de malestares físicos.

Debemos ser responsables de nuestros pensamientos, de nuestros sentimientos, de nuestras emociones y de nuestros actos. Cuando la coherencia no existe, recibimos mensajes, habitualmente en nuestros propios cuerpos.

Debemos despertar a la conciencia de que las cosas no nos suceden por casualidad. Cuanto más conscientes somos de esta realidad, más rápidamente actúa nuestro subconsciente, reaccionando con mayor precisión. Cuanto mejor sabemos leer los mensajes que nuestro subconsciente nos envía, y actuamos en consecuencia, con mayor velocidad desaparecen esos mensajes.

El subconsciente nos lleva a sincerarnos con nosotros mismos, y nos muestra cómo somos realmente. Nos invita a buscar la coherencia interna. Lo único que debemos hacer es descifrar el mensaje y actuar consecuentemente. Una vez cumplida su misión, nuestro subconsciente dejará de enviarnos el mensaje.

Cuando aparece el primer síntoma de una enfermedad, un dolor o malestar, deberíamos preguntarnos: «¿Qué me puede estar diciendo?, ¿qué utilidad puede tener para mí?». Siempre existe un sentido biológico detrás de cada síntoma.

La aparición de síntomas de alguna enfermedad es consecuencia del correcto funcionamiento del cuerpo. No son precisamente agradables, pero constituyen valiosas señales.

Es importante entender que cada persona puede somatizar de forma diferente un mismo mensaje. Es por tanto uno mismo quien debe interpretar el mensaje.

En general, la piel tiene relación con el contacto, los ojos con la capacidad de ver, los pulmones con la respiración, etc. Pero hay otros elementos que son interpretados de forma distinta. Por ejemplo, el agua es símbolo de vida en el desierto, mientras que en Bangladesh, es la muerte lo que representa. Los pies y la nuca están asociados con la sexualidad en Oriente, mientras que en los países árabes esa función está asociada al vientre. Asimismo, las profesiones y las familias tienen sus propias simbologías, como es el caso de las manos en profesionales de la música, los pies en familias de zapateros, las rodillas en el caso de los deportistas, etc.

Siendo prácticos, cada vez que se presente un dolor o un malestar en alguna parte del cuerpo, piensa en el mensaje que metafóricamente puede estar enviándote tu subconsciente. Estas son algunas ideas que te pueden ir bien:

> ➤ PROBLEMAS DE RESPIRACIÓN (ASMA, BRONQUIOS...): analiza en tu vida qué es lo que te produce ahogo. ¿Hay disputas en el ámbito familiar? ¿Hay una atmósfera tóxica en alguna parte de tu vida?...

➤ PROBLEMAS DE ORZUELOS: ¿has visto o pensado algo sucio?

➤ PROBLEMAS EN LA BOCA: ¿estás callando algo que querrías decir? ¿Tienes la sensación de que no te escuchan en aquello que dices?

➤ PROBLEMAS DE ENCÍAS: ¿te cuesta ejecutar alguna decisión que ya tienes tomada?

➤ PROBLEMAS DE LARINGE: ¿estás dañando a alguien por decir o no decir algo? ¿O por miedo a hacerlo?

➤ PROBLEMAS EN LOS CODOS: ¿estás haciendo lo que crees que debes? ¿Estás tomando las decisiones que debes? ¿Estás alargando en el tiempo decisiones o acciones que ves claras?

➤ PROBLEMAS DE CORAZÓN: ¿tienes algún problema en el entorno familiar? ¿Quieres abandonar el entorno familiar y no das el paso? ¿Deseas que alguien entre a formar parte de tu núcleo familiar y no entra?

➤ PROBLEMAS DE ESTÓMAGO: ¿te cuesta digerir alguna situación en tu vida?

➤ PROBLEMAS DE CIÁTICA: ¿tienes miedo a no poder afrontar lo que te depara la vida? ¿Tienes algún problema de inseguridad relacionado con el dinero? ¿Tienes miedo a no poder dar lo que necesitan aquellos a los que amas?

➤ PROBLEMAS DE LUMBALGIA: ¿sientes impotencia en algún tema?

➤ PROBLEMAS EN EL ANO (HEMORROIDES, FÍSTULAS...): ¿estás atravesando por alguna situación de incertidumbre laboral o personal, y no sabes dónde establecerte? ¿Te sientes desubicado?

➤ **PROBLEMAS DE RODILLA**: ¿hay algún tema en el que deberías ir más rápido o más despacio y no lo haces?

➤ **PROBLEMAS EN LAS PIERNAS**: ¿tienes la sensación de llevar una carga demasiado pesada? ¿Te cuesta avanzar en algún tema?

➤ **PROBLEMAS DE HOMBRO**: ¿te sientes desvalorizado por alguna razón?

➤ **PROBLEMAS DE MENISCO**: ¿tienes alguna dificultad para asumir las órdenes?

Sufrir dolor y tomarse un analgésico para que desaparezca es como conducir un coche que lleva el indicador del nivel de aceite encendido y sacar la bombilla para que deje de mostrar la señal. Si seguimos conduciendo en esas condiciones, inevitablemente acabaremos averiando el motor, mientras que si nos detenemos, abrimos el capó y echamos un vistazo, estaremos en condiciones de prevenir problemas mayores.

En definitiva, aprende a escuchar a tu subconsciente. Si lo deseas, cuando tengas una idea del motivo que pueda estar detrás de una determinada molestia, pregúntale a tu subconsciente utilizando el test muscular que aprendiste en el capítulo 2. Para hacerlo, puedes emplear cualquier tipo de pregunta que tenga una respuesta inequívoca SÍ o NO. Una posible pregunta sería: «¿El origen de esta molestia está en...?», y en caso de obtener un *sí* por respuesta, ya sabes que debes actuar para alcanzar la coherencia entre lo que piensas, sientes y haces. En ese proceso quizás te resulte útil transformar algunas creencias. Hazlo sin miedo, utilizando cualquiera de las múltiples técnicas que lo permiten, y simplemente confía en el resultado.

EL CONCEPTO DE VIDA

El miedo a la muerte hace a los seres humanos vivir con una constante
aprensión sobre algo que en realidad no es sino un inquietante
espejismo; esto demuestra lo ignorante que, como ser encarnado,
es el individuo al considerar que su cuerpo es su verdadero ser.

ILIE CIOARA

Buena parte de los bloqueos emocionales que arrastramos nos vienen dados en el momento del nacimiento. Se trata de bloqueos emocionales heredados de nuestros antepasados, o incluso de nosotros mismos en vidas anteriores. Entender y aceptar esto es fundamental para adquirir una concepción de la vida que va más allá de la muerte.

Heredar bloqueos emocionales, generados por situaciones
traumáticas vividas por nuestros antepasados, o por
nosotros mismos en otras vidas, es algo habitual.

Como vimos en capítulos anteriores, los bloqueos emocionales, al igual que las creencias, son memorias celulares, o lo que es lo mismo, frecuencias energéticas en las que vibran nuestras células. Entendiendo esto resulta sencillo comprender su mecanismo de transmisión, especialmente en el caso de las emociones heredadas de nuestros antepasados.

Durante el tiempo que pasamos en el vientre de nuestra madre, nuestras células vibran con las mismas frecuencias con las que ella vibra. Tenemos bastantes probabilidades de mantener en nuestras células los bloqueos emocionales que lleva consigo, y especialmente los que genera durante el embarazo, una vez nos hemos separado físicamente de ella.

Además, por el fenómeno de la resonancia, podemos absorber bloqueos emocionales de las personas que nos rodean. Somos como guitarras, cuyas cuerdas se ponen a vibrar en la misma frecuencia del sonido que les llega. En nuestro caso, habitualmente llamamos empatía a esa capacidad.

Sentimos empatía por aquellos que nos rodean, nos ponemos a vibrar en su frecuencia, sin esfuerzo, automáticamente ante la presencia de un contenido emocional externo. Las emociones desagradables de otros hacen vibrar en nosotros la misma cuerda. Se nos comunican y nosotros las sentimos de la misma manera. Tales vibraciones pueden llegar a generarnos un bloqueo emocional.

Se trata de un fenómeno similar al de las neuronas espejo, que se activan a consecuencia de lo que observan a su alrededor. De hecho, nos convertimos en el espejo de las emociones de esa otra persona, activando en nuestro cuerpo las mismas reacciones a nivel orgánico.

Ahora imagina la cuerda de una guitarra vibrando en una frecuencia. Al acercar una segunda guitarra, genera resonancia en la cuerda que corresponde a la misma nota musical. Si retiramos la primera de las guitarras y acercamos una tercera guitarra a la segunda, esta genera la misma resonancia en la misma cuerda de la tercera. De este modo la vibración inicial se va transmitiendo de guitarra en guitarra. Lo mismo nos ocurre a nosotros con bloqueos emocionales lo suficientemente intensos: nos los vamos transmitiendo unos a otros, habitualmente dentro del ámbito de la familia.

En el caso de los bloqueos emocionales heredados de nuestras propias vidas pasadas, el mecanismo de transmisión no resulta tan obvio. Lo que está claro es que venimos a este mundo a vivir diferentes vidas, en un proceso de evolución y desarrollo personal. Nuestras experiencias en cada una de estas vidas permiten a nuestra alma enriquecerse y evolucionar.

Es frecuente encontrar personas que llevan en sus células las vibraciones de emociones heredadas de vidas anteriores, que suelen estar relacionadas con vivencias traumáticas en el momento de la muerte. Se trata de bloqueos emocionales que no tienen la oportunidad de ser liberados dentro de esa vida, y que heredamos, una y otra vez, en cada una de nuestras reencarnaciones, hasta que somos capaces de liberarlos.

Cada vez es más frecuente encontrar niños que recuerdan, de forma natural, alguna de sus vidas pasadas. Asimismo, existe una coincidencia total en los testimonios de las personas con experiencias cercanas a la muerte, que recuerdan perfectamente el proceso de separación y posterior unión con su cuerpo físico.

Todo esto nos lleva a una concepción de la vida mucho más amplia, donde la existencia tal como la conocemos y experimentamos a través de nuestros cinco sentidos es una pequeña parte de un proceso mucho mayor.

No es casualidad que todas las religiones, incluida la católica, incluyan en sus manuscritos originales el concepto de la reencarnación.

Aceptando esta realidad, debemos también aceptar que la muerte física es un proceso natural que se desprende de la vida. Es algo que tenemos asegurado al nacer. No es un final, sino un paso más en nuestro proceso de desarrollo personal. En ningún caso debe considerarse como un fracaso. Debemos morir en paz, viviendo en paz. Debemos resolver todos nuestros conflictos en vida, nuestras ataduras y nuestras deudas. Y debemos prepararnos para la muerte sin apegos materiales, emocionales ni sociales.

LA MEDITACIÓN

Solo el hombre que aprende a relajarse es capaz de crear, y para él las ideas llegan a la mente como un relámpago.

Cicerón

Meditar aporta enormes beneficios, como vimos en el capítulo anterior, y es por tanto altamente recomendable para todo el mundo. Al bajar las frecuencias del cerebro y silenciar nuestros pensamientos, relajar nuestros juicios, nuestros deseos, miedos y expectativas, alcanzamos un estado de serenidad y trascendemos el ego.

Todos los estudios científicos realizados con distintos tipos de meditación coinciden en que al meditar mejoramos nuestras capacidades mentales, incrementando la intuición, la capacidad de análisis, la concentración, la memoria, el autocontrol, la creatividad, etc.

La meditación presenta también efectos beneficiosos similares a los antidepresivos, ya que regula los índices de serotonina y dopamina; permite mejorar el sistema inmunitario y las defensas naturales; reduce la tensión arterial; dosminuye el nerviosismo y el estrés; ralentiza el envejecimiento; reduce las tasas de mortalidad, etc.

En un estudio realizado por el Centro de Medicina Natural y Prevención de Estados Unidos, que abarcó a más de doscientos hombres y mujeres con una edad media de setenta y un años, y niveles ligeramente elevados de presión arterial, a los que se siguió durante dieciocho años, se constató el enorme impacto de la meditación en la salud. Los sujetos que participaron en el programa de meditación redujeron un veintitrés por ciento la tasa de mortalidad por cualquier causa, un treinta por ciento en muerte por enfermedad cardiovascular y un cuarenta y nueve por ciento en muerte por cáncer.

Además de todos estos beneficios, bajar las frecuencias cerebrales nos abre la puerta a nuestro yo más profundo, a comunicarnos con nuestra esencia. Es el camino perfecto para identificar nuestra misión, nuestros valores, nuestro propósito de vida, y para descubrir nuestro *plan del alma*. En definitiva, meditar es el mejor camino para llegar a disfrutar de una vida con sentido.

> *Meditar es un camino perfecto para identificar nuestro plan del alma.*

Puedes utilizar cualquier tipo de meditación. De hecho, meditar consiste en entrenar nuestra atención sin movernos. En caso de no practicar ningún tipo de meditación, te dejo algunos consejos para comenzar de forma sencilla, dejando de lado cualquier dogma:

➤ Inicialmente no te fuerces a meditar durante largos periodos. Basta con hacerlo cinco minutos al día.

➤ Intenta realizar la práctica en un lugar tranquilo, aunque con el tiempo podrás hacerlo en cualquier lugar, con independencia del ambiente externo.

➤ Busca una postura que te permita estar con la espalda erguida durante el tiempo que dure la meditación. Debes estar cómodo, sin tensión.

➤ Cierra los ojos y centra tu atención en tu respiración. Simplemente concéntrate en cómo entra y sale el aire por tu nariz, y cómo se mueve por el interior de tu cuerpo. Lo importante es focalizar tu atención en una sola cosa, y la respiración es un buen camino.

➤ Cuando vengan otros pensamientos, sé consciente de ellos, dales las gracias por venir y déjalos marchar diciéndoles que su turno llegará más tarde. Y vuelve a centrarte en la respiración.

➤ Quizás tengas tendencia a sentirte mal si notas que no puedes controlar tu atención. Tranquilo, no pasa nada, no te resistas. Acepta que es normal que tu mente te traiga otros pensamientos, y vuelve a centrarte en la respiración.

Desarrollar nuestro pilar espiritual, además de dar sentido a todo lo que hacemos, puede incluso llevarnos a conectar con esa fuente a la que han venido haciendo referencia personajes como Mozart, Beethoven, Edison y muchos otros. Para ellos, la música y las ideas entraban directamente en su mente, sin esfuerzo ni procesamiento consciente alguno.

En cualquier caso, por encima de todo disfruta del proceso, consciente de los enormes beneficios que te va a reportar.

Un genio es un hombre o mujer que ha descubierto cómo incrementar la intensidad del pensamiento hasta el punto en que él o ella pueda comunicarse libremente con las fuentes de conocimiento que no están disponibles a través del conocimiento común.

N<small>APOLEON</small> H<small>ILL</small>

 Para finalizar este capítulo, vas a integrar a nivel subconsciente diversas creencias que te llevarán a cimentar un buen pilar espiritual.

Las creencias que vas a interiorizar son las siguientes:

➤ Merezco y elijo vivir con alegría y felicidad.

➤ Tengo un espíritu positivo y confío en la vida.

➤ Fomento en mi interior el amor, la compasión y el perdón.

➤ Estoy profundamente agradecido por estar vivo.

➤ Trabajo día a día para elevar mi nivel de conciencia.

➤ Me perdono a mí mismo y a los demás por todo el daño hecho en el pasado.

➤ Elijo construir mi vida sobre la base de la esperanza, el valor y el amor.

➤ Siempre pienso en positivo y encuentro el lado bueno de las cosas.

➤ Me abstengo de escuchar conversaciones perjudiciales y participar en ellas.

➤ Rodeo de armonía y amor a mi familia, mi hogar, mis amigos y a mí mismo.

➤ Me acerco a las personas que me hacen sentir bien, y me alejo de las que me hacen sentir mal.

➤ Confío en ser siempre guiado por mi alma.

➤ Identifico mi misión y propósito en la vida, y trabajo para alcanzarlo.

➤ Fluyo con la vida persiguiendo metas difíciles y gratificantes.

➤ Me merezco mis dones espirituales y soy digno de mostrarlos al mundo.

➤ Me mantengo atento a los mensajes que recibo a través de mi cuerpo.

➤ Estoy en esta vida para aprender y desarrollarme.

➤ Acepto mi enfermedad como un camino para mejorar mi crecimiento personal y mi salud.

➤ Meditar me ayuda a mejorar mi salud y a conectar con mi espíritu.

Para llevar a cabo la interiorización, debes hacer lo siguiente:

➤ Prepara la grabación del ejercicio 5, «Pilar espiritual», que encontrarás en www.eiriz.com/almadelasalud.html, o en www.editorialsirio.com.

➤ Sigue las instrucciones del paso cruzado que encontrarás en la página 62, y realízalo poniendo tu intención en activar todo tu cerebro para llevar a cabo la interiorización de estas creencias.

➤ Busca un lugar donde tengas la garantía de estar tranquilo y sin interrupciones durante una media hora, y ponte en una posición cómoda, sentado con la espalda recta, o bien tumbado.

➤ Cuando estés preparado, pon en marcha la grabación y déjate guiar.

➤ Al finalizar, para verificar la correcta transformación de todas estas creencias a nivel subconsciente, puedes someter al test muscular la siguiente afirmación: «Todas las creencias de esta lista han sido grabadas con éxito a nivel subconsciente».

➤ También puedes hacer la comprobación individualmente con cada una de ellas. Para ello, simplemente somete al test muscular cada creencia.

➤ No es lo habitual, pero si por alguna razón la respuesta a la consulta anterior, o al test de cualquiera de las creencias de la lista, te diera como respuesta un NO, vuelve a realizar el ejercicio buscando una mayor relajación.

–7–

UNA VIDA SALUDABLE

El destino no es cuestión de suerte, sino de elección. No es algo que desear sino que alcanzar.

WILLIAM J. BRYAN

Cuando la única herramienta que tienes es un martillo, tiendes a ver cada problema como un clavo. Afortunadamente, tenemos muchas más herramientas y más sutiles a nuestra disposición, para disfrutar de una vida saludable.

Hacerse viejo es inevitable. Las estrategias antienvejecimiento no tienen que ver con alcanzar una determinada edad, sino con envejecer bien y con energía. El objetivo es prevenir las enfermedades y desarrollar todo el potencial mental y físico que nos aporte vitalidad y felicidad.

Tener buena salud significa ser capaz de disfrutar plenamente del tiempo del que disponemos, de gozar del mejor estado posible a lo largo de nuestra vida, y de evitar penosas y prolongadas batallas con la enfermedad.

La salud a largo plazo es el resultado de unas actitudes y hábitos saludables, de una forma de entender la vida, de un estilo de vida. En este libro he intentado facilitarte la transición hacia ese nuevo estilo de vida saludable, en el que tú, y nadie más que tú, tienes el control sobre tu salud y tu calidad de vida.

Es obligatorio dejar de lado aquellos hábitos y estilos de vida que te han conducido a convivir con la enfermedad, al sobrepeso, a la obesidad, a consumir fármacos de forma habitual, a padecer dolores crónicos, a sufrir depresiones y otras enfermedades mentales, etc.

No es casualidad que el Ministerio de Salud de Japón agrupe padecimientos como el cáncer, las enfermedades del corazón o del hígado, la diabetes, las enfermedades cerebrovasculares, la hipertensión o el colesterol en una denominación específica: *enfermedades relacionadas con el estilo de vida*. Dichas enfermedades tienen su origen en los hábitos y no en la edad.

Nuestra salud está apoyada por diferentes actividades que suceden comúnmente en nuestra vida diaria, de las que acostumbramos a ser conscientes, como el comer, beber, hacer ejercicio, descansar, dormir, mantener el ánimo, etc. Pero también por otras de las que no solemos tener conciencia, como nuestros bloqueos emocionales, nuestras creencias, nuestra concepción de la vida o los mensajes que recibimos por medio de nuestro cuerpo.

La salud y la sanación natural no tienen que ver con evitar los médicos, tienen que ver con no necesitar ir a su consulta. Para las terapias basadas en fármacos, siempre dependeremos de las empresas farmacéuticas y los médicos. Para la salud, en última instancia, dependeremos exclusivamente de nosotros mismos. Es nuestra obligación aprender a controlar los factores que nos conducen a disfrutar de una vida de calidad, y cuanto antes mejor.

La autoconciencia y el autocuidado conforman la única manera eficaz de garantizar una vida saludable, larga y plena.

Convertirnos en expertos de nuestra propia salud, dándole al mantenimiento de las cuatro dimensiones —emocional, física, mental y espiritual— la importancia que requieren es posiblemente la tarea más importante que todos deberíamos abordar. De ello dependen nuestras capacidades físicas y mentales.

Cada uno de nosotros es una unidad indivisible integrada por un cuerpo, una mente y un espíritu. Cada una de estas partes es una pieza fundamental en nuestra salud, por lo que su equilibrio interior resulta imprescindible a todos los niveles.

La salud depende a la vez del cuidado físico, del emocional, del mental y del espiritual, que están conectados por mecanismos energéticos y desencadenan reacciones biológicas, químicas, psicológicas, etc. Ninguno de los componentes está aislado. Tu salud depende de que los cuatro se articulen en simbiosis. Cuando las cuatro partes están bien equilibradas, tú eres un ser centrado y tu salud simplemente fluye.

Para estar sanas, la mayoría de las personas confían *parcialmente* en la dimensión física, e ignoran las dimensiones emocional, mental y espiritual. Pero todas ellas son imprescindibles.

Un individuo equilibrado no intenta estar saludable. Ni siquiera lo piensa. Piensa en su equilibrio. Tratar de estar absolutamente sano requiere mucho esfuerzo y supone con frecuencia un obstáculo que impide acceder al estado óptimo de equilibrio. La meta es integrar en nuestros hábitos el respeto hacia nosotros mismos, alcanzando el equilibrio en todas las dimensiones de nuestra vida.

La dimensión física refuerza nuestra visión personal y nuestro convencimiento de que somos libres para actuar y elegir nuestra respuesta ante cualquier estímulo. Trabajar esta dimensión significa cuidar el cuerpo y comporta tomar conciencia, actuando, entre otros, en factores tan importantes como la alimentación, el descanso o el ejercicio físico.

Somos libres para actuar y elegir nuestra respuesta ante cualquier estímulo.

Los alimentos son la fuente de energía que necesitamos para desarrollar nuestra vida. Cada alimento que ingerimos requiere un determinado entorno para ser procesado y asimilado por nuestro organismo. Las combinaciones que hacemos con ellos facilitan o dificultan la asimilación de nutrientes y la expulsión de toxinas. Una dieta saludable juega un papel fundamental en la prevención y eliminación de factores de riesgo.

La dimensión emocional se desarrolla mayoritariamente a partir de las relaciones con los demás, y requiere una correcta gestión de nuestras emociones, evitando el almacenamiento en nuestras células de bloqueos emocionales, altamente perjudiciales tanto para la salud como para alcanzar el éxito y la felicidad. Una fuente de energía emocional positiva, como la aparición del amor, la risa y la alegría, estimula nuestro organismo y nuestro sistema inmunitario.

El desarrollo de la dimensión mental supone mantener nuestra mente activa. Supone leer, escribir, analizar, planificar, visualizar, explorar en profundidad nuevos temas o emprender proyectos en los que esté implicada nuestra capacidad mental. También supone ser flexible y vivir con unas creencias que nos permitan desarrollar todo nuestro potencial y nuestra salud, con independencia de la edad.

La jubilación basada en la edad cronológica, que no tiene en cuenta el estado físico y mental de la persona, en ocasiones propicia el envejecimiento prematuro, y la destrucción de las facultades físicas y mentales. Evitarlo depende exclusivamente de tener objetivos y metas más allá del trabajo.

Trabajar la dimensión espiritual nos ayuda a comprender más profundamente nuestros valores más íntimos, a identificar y depurar nuestra misión personal, a reformularnos nuestras metas y objetivos, y a comunicarnos con mayor sabiduría con nuestro cuerpo.

Somos seres multidimensionales, y todas las dimensiones están conectadas entre sí. Nuestra salud se maximiza cuando nuestra vida fluye y todas las dimensiones están equilibradas. El mantenimiento del cuerpo físico es tan importante como el mantenimiento de nuestra salud emocional, mental y espiritual.

Nada está aislado. Todo se halla interconectado. Por ejemplo, dormir bien afecta simultáneamente a los aspectos emocional, mental y físico. Es inútil trazar demarcaciones netas porque nuestro cuerpo es multidimensional.

Como has podido comprobar, la salud no es el resultado de reglas y recetas estrictamente calculadas. Se trata de usar el sentido común, adoptando un estilo de vida y una actitud mental saludables, que abarquen todas las dimensiones que ya has visto.

El mejor consejo para tener una vida larga y saludable es hacer lo que te haga feliz. Toca música, haz el amor, diviértete, disfruta de los placeres más simples y vive la vida con pasión. Recuerda que una vida feliz y llena de significado es el camino natural para llegar a la salud del ser humano.

Si has perdido la salud, es porque en algo has fallado. Has obviado en tu pasado alguno de los aspectos mencionados en este libro. La suerte es que, por lo general, no es demasiado tarde. Tu cuerpo tiene la prodigiosa capacidad de curarse a sí mismo. De hecho, tu cuerpo es el único sistema curativo que puede restablecer el equilibrio cuando te ataca una enfermedad.

Somos nosotros los causantes de nuestra propia enfermedad, no podemos echarle la culpa a otro. No busques excusas del tipo: «Estaba predestinado para sufrir esta enfermedad», «He tenido mala suerte», «Le podría pasar a cualquiera», «Es un castigo divino», «La naturaleza ha fallado en mí», etc. Olvídate de limitarte a ir al médico para que te cure, haciendo abandono de tu propia responsabilidad. El médico puede ayudarte, pero la curación depende exclusivamente de ti. Toma el timón de tu barco y deja de navegar a la deriva en temas de salud.

Con el conocimiento que has adquirido en estas páginas, dependerá exclusivamente de ti abrir la puerta a la enfermedad o a la salud. Olvídate del pasado, cuando la gente pensaba que las enfermedades podían y debían ser curadas exclusivamente por los médicos y sus medicamentos. Ahora ya sabes que ese no es el camino. No te limites a ser un agente pasivo en la curación; asume la responsabilidad que verdaderamente tienes sobre tu propia salud.

Desde que nacemos, vamos interiorizando gran cantidad de creencias, positivas y negativas, que generan en nosotros unos determinados patrones de conducta. Por lo general, repetimos los mismos patrones de nuestros padres, así como otros basados en la educación y el entorno en el que hemos crecido. Muchas de nuestras creencias nos alejan del objetivo de disfrutar de una vida sana y plena. Es por ello por lo que debemos desprendernos de ellas y sustituirlas por otras que nos dirijan directamente a la salud y la felicidad.

Si no lo has hecho ya, interioriza las creencias que están relacionadas con cada uno de los pilares que sostienen tu salud, por medio de los ejercicios incluidos al final de cada capítulo de este libro. Puedes descargarlos en www.eiriz.com/almadelasalud.html o en www.editorialsirio.com.

Lo que hemos venido haciendo con estos ejercicios es reprogramar esas creencias limitantes que nos alejaban de un estilo de vida saludable, sustituyéndolas por otras que nos llevarán a vivir una vida en la que asumimos conscientemente el poder que tenemos de estar sanos.

Si lo deseas puedes diseñar nuevas creencias que te ayuden a integrar a nivel subconsciente con mayor rapidez todos estos conceptos, convirtiéndolos en hábitos. Para ello puedes utilizar algunas de las técnicas incluidas en mis anteriores libros *Un curso de felicidad* y *Apunta alto*.

Aunque en algún momento pueda haberlo parecido, esta obra no pretende ser una lanza en contra de la medicina alopática. Los consejos incluidos en él complementan los conocimientos médicos actuales, pero no los sustituyen. Al contrario, debemos ser conscientes de que la medicina tradicional, basada en los medicamentos y utilizada por los sistemas sanitarios de los países occidentales, presenta resultados altamente eficaces en algunos ámbitos:

- Traumatismos.
- Gran cantidad de urgencias médicas y quirúrgicas.
- Infecciones bacterianas agudas, que son tratadas con antibióticos.
- Algunas infecciones parasitarias y fúngicas.

Ahora bien, esta misma medicina alopática no es eficaz en otras situaciones, como:

- Infecciones virales.
- Enfermedades degenerativas crónicas.
- Enfermedades mentales.
- Muchas formas de cáncer.
- Alergias y enfermedades autoinmunes.
- Enfermedades psicosomáticas.

Sabiendo esto, la regla es muy sencilla: recurre a los profesionales sanitarios y la medicina igual que lo harías con cualquier otro profesional. A cada uno le debes pedir aquello que sabe hacer bien y que te puede ofrecer resultados satisfactorios. Si sabes que unos determinados profesionales no te van a resolver tu problema, sencillamente busca otros que sí lo hagan.

Además, a diferencia de la mayoría de los tratamientos médicos, el cambio de estilo de vida en los términos que he ido exponiendo en este libro es gratuito y no tiene ningún efecto secundario. Al contrario, se trata de actuaciones accesibles a todo el mundo, con unos efectos secundarios especialmente positivos.

En la medida en que resuelvas el conflicto que ha originado una determinada respuesta de tu organismo, la enfermedad se cura. Por el contrario, el médico no podrá curarla, haga lo que haga, mientras el conflicto se mantenga activo. La curación la realiza el propio organismo, no el médico. Él, como mucho, puede desencadenar el proceso de autocuración, y en el peor de los casos, tan solo reducir los síntomas. Solucionar el conflicto que hay detrás de la enfermedad es cosa tuya.

Todos los problemas de salud tienen una causa, y esa causa tiene que ver con la conducta, no con la genética. No estamos condenados por nuestro ADN. Lo más probable es que, simplemente, hayamos adoptado los hábitos y estilos de vida de nuestra familia.

Si tu estilo de vida y tus hábitos te han llevado a padecer alguna enfermedad, cámbialos. Actúa de forma diferente.

Tomando distancia nos hacemos conscientes de nuestras necesidades y podemos identificar los aspectos de nuestra vida que hemos descuidado. Esa carencia crea un desequilibrio que afecta a la plenitud y a la salud. Pero nadie mejor que tú puede enseñarte el camino que debes seguir. Tú eres el mejor médico para restablecer tu propia salud. Nadie conoce mejor tus necesidades. Nadie vive en ti más que tú mismo.

La salud general es un estado en el que la salud emocional, la mental, la espiritual y la física están en armonía. No hay recetas ni pastillas milagrosas. Muchas personas pueden parecer sanas y en cambio no sentirse así interiormente. Es importante que cada uno comprenda estos componentes y los aplique individualmente para estar y sentirse plenamente sano.

Como hemos visto, nuestro organismo obedece las órdenes que le damos al mover los distintos hilos que dirigen nuestra salud. El objetivo al mover estos hilos del modo que he expuesto no es que lleguemos a ser invencibles, sino que vivamos una existencia equilibrada y feliz, donde la salud sea una consecuencia natural.

No olvides que tú, y solo tú, eres el responsable de tu salud. Actúa en consecuencia:

➤ **No aceptes nunca un no por respuesta**. No te resignes ante la incapacidad de un profesional de la medicina para ayudarte en tu proceso de recuperación. La incapacidad es suya, no tuya.

➤ **Busca ayuda de forma activa**. Indaga, pregunta, lee libros y artículos. No dejes de buscar y conviértete en un experto en todo tipo de terapias para tu enfermedad. Descubrirás que las terapias realmente efectivas no son invasivas y por lo general están relacionadas con cambios de hábitos.

➤ **Busca personas que se hayan curado de tu misma enfermedad**. Estas personas te servirán de modelo y te ayudarán a neutralizar el pesimismo de la mayoría de los médicos. Aunque el origen de su problema no fuera el mismo que el tuyo, te ayudarán a hacerte consciente del poco conocimiento que en ocasiones tienen los médicos más allá de los protocolos estándar.

➤ PONTE EN MANOS EXCLUSIVAMENTE DE PROFESIONA-LES DE LA SALUD QUE CONFÍEN EN TU RECUPERACIÓN y que incluso estén abiertos a probar terapias que ellos desconozcan.

➤ NO VACILES EN HACER CAMBIOS RADICALES EN TU VIDA. Toma conciencia de los cambios que debes realizar para alcanzar el equilibrio interior, y hazlos.

➤ CONSIDERA LA ENFERMEDAD COMO UN REGALO, una segunda oportunidad para vivir una vida más satisfactoria.

➤ ACÉPTATE A TI MISMO, con tus imperfecciones, limitaciones y defectos. Acepta incluso la enfermedad como una parte natural de ti. Luchar contra ella no es la solución. La solución pasa por aceptarla y buscar la salud activamente.

Ten presente que en cualquier ámbito de tu vida, si haces lo que siempre has venido haciendo, tendrás los mismos resultados que siempre has tenido.

Como decía en la introducción, este es un libro que trata sobre la salud, y no sobre la enfermedad. Pese a ello, no me he querido resistir y he decidido incluir un pequeño apartado sobre el cáncer.

EL CÁNCER SE CURA

*El sabio puede sentarse en un hormiguero, pero
solo el necio se queda sentado en él.*

PROVERBIO CHINO

La realidad es muy simple: las células cancerosas no pueden sobrevivir en un ambiente alcalino. Se trata de células que han mutado para adaptarse a un entorno ácido, carente de oxígeno. En el momento en que el entorno se vuelve alcalino, esas células morirán por inanición y el organismo se irá desprendiendo de ellas, al igual que hace con el resto de los tóxicos y demás células de nuestro cuerpo que van muriendo a diario.

> *El cáncer se puede prevenir.*
>
> *El cáncer se puede curar.*

A las personas afectadas por cáncer, aprender a alcalinizar el organismo y equilibrar la salud en las cuatro áreas que hemos visto les permitirá generar sinergia con el tratamiento médico; esto contribuirá a que se deshagan del cáncer de forma más rápida y benigna. También las llevará a reducir los tremendamente perjudiciales efectos secundarios que presentan algunas de las terapias oficiales. Asimismo, les permitirá recuperar el control de su destino y desempeñar un papel activo en la terapia, lo que solo puede favorecer el retorno a la salud.

El cuerpo siempre busca el equilibrio, y la curación es un poder natural que posee, al igual que lo es la enfermedad. Nuestro organismo es un todo, y todas sus partes están conectadas; tampoco existe separación entre el cuerpo, la mente, las emociones y el espíritu.

Mientras no se haga desaparecer la acidez, elevando el pH del organismo, el problema no se solucionará. Las células continuarán mutando para adaptarse a ese entorno ácido. Por más quimioterapia, radiaciones o intervenciones quirúrgicas que se utilicen, si no equilibramos el pH cambiando en nuestro estilo de vida aquello que está generando acidez, ya se trate de la alimentación, las emociones, las creencias, etc., no conseguiremos librarnos definitivamente de esta enfermedad y estaremos abriendo la puerta a nuevas recaídas en el futuro.

Los genes heredados de nuestros padres no determinan el desarrollo del cáncer, ni del resto de las enfermedades más frecuentes. Son nuestros hábitos los que promueven la aparición, y por lo general también la desaparición, de todas estas afecciones.

Conducir a nuestro cuerpo hacia la autocuración del cáncer pasa por:

- ➤ ELIMINAR EL GERMEN ORIGINAL, si es que todavía estamos expuestos a él. En los capítulos anteriores hemos repasado ampliamente todos los posibles gérmenes que producen acidez en el organismo.

- ➤ GENERAR UN ENTORNO ALTAMENTE ALCALINO que contrarreste la acidez existente en el organismo. Lo que más contribuye a generar este entorno alcalino es la eliminación de la proteína animal de la dieta. Será por tanto la dieta tu mejor aliado para combatir el cáncer desde dentro.

Podríamos decir que tenemos muchos factores que ponen en nuestras manos el arma (el germen original del punto anterior), pero que hay uno fundamental a la hora de apretar el gatillo: la alimentación.

Los cambios en la nutrición pueden detener y revertir el progreso del cáncer.

Si has padecido cáncer en varias ocasiones en el mismo órgano, o en la misma zona, hay algo que deberías saber: *cuando el cáncer se reproduce en la misma parte del cuerpo, es muy probable que el origen esté en un tema emocional*. Las emociones se almacenan en forma de frecuencia vibratoria en nuestras células. Cada emoción se ubica específicamente en un órgano o lugar concreto del cuerpo, que está directamente relacionado con un punto específico del cerebro, tal como descubrió el doctor Hamer. Si es tu caso, no lo dudes y procede a liberar aquellos bloqueos emocionales que puedan estar en el origen de tus males. Puedes hacerlo por medio de la técnica de liberación de bloqueos emocionales incluida en el capítulo 4, o por medio de cualquier otra técnica que permita acceder al nivel subconsciente para realizar este tipo de liberaciones. Afortunadamente, tenemos muchas a nuestra disposición.

Si únicamente has padecido cáncer una vez, o has tenido distintos episodios en lugares diferentes del cuerpo, no descartes tampoco el tema emocional. El origen de cada episodio puede ser diferente, especialmente si has pasado por tratamientos de radioterapia o quimioterapia.

La confianza que tus médicos tienen en tu curación influye en gran medida en tu poder de autocuración. Su confianza o falta de ella son mensajes que tu subconsciente incorpora como creencias, y en consecuencia como órdenes para tu organismo. Si tu médico no confía en tu curación, no lo dudes y búscate otro que sí lo haga.

Demasiados médicos son tremendamente pesimistas respecto a la posibilidad de que sus pacientes mejoren, y transmiten ese pesimismo a los enfermos y a sus familiares. El problema es que no se les forma más allá de las enfermedades y de los medicamentos para tratarlas, obviando la salud y su mantenimiento.

Habitualmente, en nuestro subconsciente, tener cáncer es sinónimo de muerte, por lo que genera miedo a morir. De hecho, las personas con cáncer normalmente fallecen por las metástasis posteriores, y no por el tumor o el cáncer primario. La simple idea de tener cáncer es un factor de riesgo adicional para que se desarrolle. Sé consciente del poder que tus ideas negativas pueden tener sobre ti y transforma a nivel subconsciente las creencias que generan dichas ideas.

La mente inconsciente no es realmente inconsciente. Al contrario, más bien somos nosotros los que no nos percatamos de su incesante trabajo. Nuestro inconsciente controla muchas de nuestras funciones automáticas, como la respiración, la digestión, etc. Esto nos libera de tener que controlar conscientemente todas las acciones que se llevan a cabo en el estómago, en los intestinos o en cualquier otra parte de nuestro organismo. Nuestros órganos actúan solos, sin ningún esfuerzo mental consciente por nuestra parte. Lo que es una suerte, porque de lo contrario nunca tendríamos tiempo de hacer otra cosa que no fuera sobrevivir, y de hecho no lo lograríamos, ya que son centenares o incluso miles las acciones biológicas que hemos de realizar de forma simultánea.

Por muy duro que pueda parecer, el cáncer es un regalo. En realidad, es un aviso que te muestra el camino hacia la transformación para vivir una nueva vida. Te indica que tu vida, tal como la estás viviendo, no es sostenible; que debes cambiar de rumbo en alguno de los aspectos que hemos visto a lo largo de este libro, o en varios de ellos.

Es importante ser consciente de que los tratamientos contra el cáncer que utiliza la medicina convencional –cirugía, radioterapia y quimioterapia– son tremendamente invasivos y, en mayor o menor medida, presentan importantes efectos secundarios.

Por medio de la cirugía se corta y extrae el tumor. Con la radioterapia se queman las células, tanto las sanas como las cancerosas. Y la quimioterapia consiste en aplicar veneno, que también impacta de forma indiscriminada en todas las células.

La cirugía puede tener sentido en aquellos casos en los que el tumor está totalmente ubicado y es fácilmente accesible. De este modo puede extraerse, reduciendo el esfuerzo que necesita el organismo para librarse de las células que lo forman.

La radioterapia y la quimioterapia son tratamientos toscos, que afectan por igual a las células sanas como a las malignas y que presentan graves efectos sobre la piel, el tracto gastrointestinal, el sistema inmunitario, etc. Más allá de los efectos directos sobre las células sanas que encuentran por su camino, estos tratamientos aportan un elevadísimo nivel de acidez en el organismo; esto significa que son de por sí cancerígenos. Muchos casos de recaídas son consecuencia directa del propio tratamiento.

En cualquier caso, la decisión de someterte a radioterapia y quimioterapia es exclusivamente tuya. En caso de hacerlo, compensa la acidez de estos tratamientos con dietas o suplementos nutricionales que te lleven a producir una alcalinidad máxima en tu organismo. De este modo reducirás sensiblemente los efectos secundarios de estas terapias.

En caso de padecer cáncer en la actualidad, además de todos los consejos incluidos en los capítulos anteriores, especialmente en lo que respecta a dejar de ingerir proteína animal, deberías investigar y profundizar en alguna de las siguientes terapias de refuerzo en alcalinidad:

➤ **TERAPIA GERSON**. Está basada principalmente en la ingesta continuada de zumos naturales de frutas y verduras orgánicas, en combinación con enemas de café, consiguiendo de este modo una alcalinización y desintoxicación máxima.

Para conocer más sobre esta terapia, puedes consultar el libro *La terapia Gerson*, de Charlotte Gerson y Morton Walker. También puedes ver en YouTube los documentales *La hermosa verdad* y *El milagro Gerson* en los enlaces http://youtu.be/o7ZE-ncYgcw y http://youtu.be/yWyn-QLB1IyM, respectivamente.

➤ **TERAPIA CON MEGADOSIS DE VITAMINA C**. La vitamina C es una gran antitoxina, antihistamínico, antiviral, antidepresivo, ayuda a regular el azúcar en sangre, etc. Su ingesta en cantidades elevadas, especialmente por vía intravenosa, alcaliniza de forma rápida el organismo.

Para profundizar en esta terapia te recomiendo investigar los trabajos y publicaciones del doctor Abram Hoffer. También te puede resultar interesante el libro *¡Despide a tu médico!*, del doctor Andrew Saul.

➤ **DIETA DISOCIADA - DIETA ALCALINA.** Ya sea directamente por medio de la dieta alcalina o bien centrándonos en las recetas altamente alcalinas de la dieta disociada, podemos alcanzar niveles de alcalinidad lo suficientemente elevados para combatir el cáncer, y para soportar los tratamientos de radioterapia y quimioterapia.

Para profundizar en la dieta disociada y el enfoque más adecuado en pacientes de cáncer, puedes comenzar por el libro *Alimentación consciente*, de Suzanne Powell.

➤ **FITOTERAPIA.** Son muchas las plantas con efectos curativos, en algunos casos utilizadas desde hace miles de años en Oriente, o por los pueblos indígenas. Las plantas contienen los principios activos naturales, que los medicamentos replican con fórmulas químicas patentables. Podemos encontrar plantas para depurar el hígado, los riñones, los pulmones, etc., incluso algunas que mejoran el sistema inmunitario. Y todo ello, en la mayoría de los casos, sin efectos secundarios.

Para profundizar en este tema puedes ver alguna de las muchas conferencias y vídeos de Josep Pàmies, o consultar la web http://www.dolcarevolucio.cat/es.

➤ **AGUA DE MAR.** El agua de mar, con sus ciento dieciocho minerales de la tabla periódica y su elevado nivel de alcalinidad (su pH es de 8,4), se ha convertido en la base terapéutica para tratar enfermedades de todo tipo.

Para profundizar en este tema puedes consultar el libro *La dieta del delfín*, del doctor Ángel Gracia, o consultar la web http://www.seawater.org.

➤ **Hidroterapia**. Los baños en agua caliente con sal, tal como se hacían antiguamente en los balnearios, son una terapia complementaria que promueve la curación por medio de la ósmosis a través de la piel. Los ácidos salen a través de la piel por la ósmosis que provoca la mayor salinidad en el agua con sal respecto al agua de nuestro cuerpo (9,4 gramos por litro).

No dejes de leer también el libro *El estudio de China*, de T. Colin Campbell. En él encontrarás múltiples evidencias científicas de la importancia de la alcalinización, por medio de la dieta, en el desarrollo del cáncer y su autocuración.

Pueden resultarte asimismo interesantes y útiles las distintas conferencias del doctor Alberto Martí Bosch, sobre el cáncer y su tratamiento. Estas conferencias pueden encontrarse con facilidad en YouTube.

Dada la magnitud que está alcanzando esta enfermedad, todos tenemos la responsabilidad individual y colectiva de comprender el cáncer y sus factores de riesgo. Únicamente de este modo podremos alejar esta enfermedad de nuestras vidas y de las vidas de aquellos que nos rodean.

Los mismos elementos que influyen en la prevención y la curación del cáncer están detrás de la prevención y curación de muchas otras afecciones, como la enfermedad cardíaca, la obesidad, los derrames cerebrales, la hipertensión, la artritis, el alzhéimer, la diabetes, etc. Para todas estas enfermedades, y muchas otras, podemos encontrar decenas de estudios e investigaciones que nos muestran el papel principal de la dieta como el elemento inhibidor o dinamizador más importante.

Puede ayudarte a asumir las riendas de tu vida en lo que a tu salud se refiere el hecho de ser consciente de que estas dolencias a las que me he referido unas líneas antes son prácticamente desconocidas en culturas tradicionales que subsisten básicamente con dietas vegetarianas. Pero en cuanto una cultura tradicional comienza a acumular riqueza y los individuos consumen cada vez más carne, productos lácteos y alimentos refinados, empiezan a desarrollarlas.

Tengas la enfermedad que tengas, piensa que lo que comes tiene un efecto tremendo sobre el desarrollo de tu enfermedad.

RESUELVE TUS DUDAS

Estaba todo oscuro. A tientas me encontré a la ilusión. En secreto le pedí: vuelve.

PAULINA VIEITEZ

Si en alguna ocasión de tu vida has padecido cáncer, o bien si lo estás padeciendo en la actualidad, seguro que te gustaría tener respuestas a estas preguntas: ¿qué lo ha producido?, ¿ha habido algún factor que haya acelerado su desarrollo?, ¿debo cambiar alguno de mis hábitos para que no se vuelva a reproducir?, ¿puedo hacer algo para acelerar su erradicación de forma natural?

Los médicos te dirán que las respuestas a las preguntas anteriores no las tiene nadie. Eso es falso. Tu subconsciente tiene todas esas respuestas y muchas más. Basta con preguntarle y te aclarará todas las preguntas que le plantees sobre tu salud.

Nuestro subconsciente conoce perfectamente los factores que nos han conducido a cualquier situación vivida. Sabe qué estímulos son positivos y cuáles son negativos para nuestra salud. Es conocedor de nuestro estado, y del camino que debemos seguir para recuperar la salud. Nuestro subconsciente es, sin duda, nuestro mejor aliado, si sabemos escucharlo.

Si padeces o has padecido cáncer en algún momento de tu vida, o cualquier otra enfermedad importante, te será útil aprender a comunicarte correctamente con tu subconsciente. Por medio del test muscular, que aprendiste a utilizar en el capítulo 2, y siguiendo el procedimiento que encontrarás a continuación, obtendrás respuestas totalmente fiables a algunas de las preguntas más importantes de tu vida.

Las respuestas obtenidas te serán de gran utilidad, ya que te permitirán entender el porqué de tu enfermedad, y sobre todo, qué puedes hacer a partir de ahora para superarla definitivamente.

¿Qué causó mi enfermedad?

Utilizando la modalidad de test muscular con la que te sientas más cómodo, pregúntale a tu subconsciente lo siguiente (haz una consulta para cada uno de los distintos tipos: físico, emocional, mental y espiritual):

El factor principal que propició la aparición de mi enfermedad es físico [emocional, mental, espiritual].

Puede darse el caso de identificar varios factores principales, lo que llevaría a obtener una respuesta afirmativa en más de un factor.

Una vez identificado el tipo de factor principal, SI SE TRATA DE UN FACTOR FÍSICO, podríamos profundizar más, preguntando si tiene que ver con la alimentación, con la ingesta de productos tóxicos, con campos electromagnéticos, etc. Para hacerlo somete al test muscular la siguiente afirmación, consultando los distintos factores definidos en el capítulo 3:

El factor principal que propició la aparición de mi enfermedad es la alimentación [la ingesta de productos tóxicos, los campos electromagnéticos…].

Si el factor principal fuese emocional, deberías consultar si el bloqueo emocional sigue activo, y en caso afirmativo, utilizar la técnica de liberación del capítulo 4. Para realizar la consulta somete la siguiente afirmación al test muscular:

Sigue activo el bloqueo emocional que propició la aparición de mi enfermedad.

Si el factor principal fuese mental o espiritual, profundiza en los capítulos 5 y 6 de este libro, y asegúrate de llevar a cabo la transformación de las creencias necesarias y de cambiar los hábitos negativos, para elevar tu nivel de conciencia, que te permitan liberarte definitivamente de dicho factor.

¿Ha existido algún factor que acelerase el
desarrollo de mi enfermedad?

Para obtener respuesta a esta pregunta, consúltale a tu subconsciente lo siguiente:

*El desarrollo de mi enfermedad ¿se ha visto
acelerado por algún factor?*

Si la respuesta es *sí*, consulta:

*El factor que ha acelerado el desarrollo de mi enfermedad
es físico [emocional, mental, espiritual].*

Si se trata de un factor físico, pregúntale a tu subconsciente si tiene que ver con la alimentación, con la ingesta de productos tóxicos, con campos electromagnéticos, etc. Para hacerlo somete al test muscular la siguiente afirmación:

*El factor que ha acelerado el desarrollo de mi
enfermedad es la alimentación [la ingesta de productos
tóxicos, los campos electromagnéticos…].*

En caso de haber padecido varias recaídas, puedes realizar las preguntas anteriores diferenciando cada uno de los brotes de la enfermedad. Por ejemplo, la primera pregunta sería:

*El factor principal que propició la aparición de mi enfermedad
por primera [segunda, tercera…] vez es…*

Una vez obtenidas las respuestas a las preguntas anteriores, puedes continuar profundizando tanto como lo desees. Al final, tan solo te quedará corregir aquellos factores que has identificado en el origen o en la aceleración del desarrollo de tu enfermedad.

Antes de dar por cerrado el tema, puedes consultar a tu subconsciente si existe algún otro factor que debas corregir para evitar recaídas futuras. Puedes hacerlo sometiendo al test muscular la siguiente consulta:

¿Existe algún factor adicional que deba corregir para evitar recaídas futuras?

Si la respuesta fuese afirmativa, no dudes en continuar preguntándole a tu subconsciente hasta encontrar aquello que debes cambiar.

NO TE DETENGAS

Si estás en la dirección correcta, lo único que has de hacer es seguir andando.

PROVERBIO BUDISTA

El camino recorrido de la mano de este libro es un peldaño más en tu *proceso de desarrollo personal*. No te pares aquí, y continúa. La salud es algo natural, una consecuencia de tu estilo de vida y de tus hábitos, como también lo es ser o no feliz, alcanzar o no tus metas y objetivos, etc.

No permitas que las creencias de cualquier otro te impidan ser la persona que tú realmente desees. Ese es tu poder personal. No aceptes una realidad en la que no puedas lograr aquello que te propongas.

Tus creencias son las responsables de tus hábitos y de tu realidad. No dudes en cambiar aquellas que te limitan y te mantienen anclado en patrones de comportamiento auto-destructivos. Sustitúyelas por creencias potenciadoras, que te lleven en volandas a construir la realidad que deseas vivir.

En mi primer libro, *Escoge tu camino a la felicidad y el éxito*, encontrarás un análisis pormenorizado de más de cincuenta técnicas de acceso a nivel subconsciente para transformar creencias y liberar bloqueos emocionales y físicos. Saber que existen, cómo funcionan y lo que cada una de ellas permite te puede resultar útil y ahorrarte un tiempo muy valioso. Es una guía eficaz en caso de que desees conocer distintos caminos para avanzar en tu desarrollo personal.

Si lo deseas, mis anteriores libros, *Un curso de felicidad* y *Apunta alto*, te llevarán de la mano, al igual que lo ha hecho este, en un proceso de formación a nivel subconsciente. *Un curso de felicidad* te permitirá interiorizar las creencias que te lleven a desarrollar el hábito de ser plenamente feliz. *Apunta alto* hará lo propio si lo que deseas es convertirte en una persona totalmente efectiva en todo lo que hagas. Ambos te permitirán elevar tu nivel de conciencia, al asumir la respon-sabilidad de tu propia vida.

Para finalizar, tan solo me queda darte las gracias. Tú eres quien le ha dado vida al libro que tienes en tus manos. Sin ti, todo su contenido sería totalmente estéril. Te deseo una vida llena de salud y felicidad, una vida a la medida de tus deseos.

*La gente siempre le echa la culpa a sus circunstancias
por lo que ellos son.*

Yo no creo en las circunstancias.

*La gente a la que le va bien en la vida es la gente que
va en busca de las circunstancias que quieren y si no
las encuentran, se las hacen, se las fabrican.*

WAYNE DYER

¡OBJETIVO UN MILLÓN!

Mi objetivo es ayudar en el despertar de un millón de personas. Ayúdame a conseguirlo...

Si te ha gustado este libro y lo encuentras interesante, te voy a pedir un favor. Háblale de él, o de alguna de las técnicas que en él aparecen, a las personas que aprecias. De este modo las ayudarás a conocerse mejor a sí mismas y a descubrir el gran potencial que todos tenemos dentro. Hazlo por *mail*, por teléfono o en persona, pero hazlo del mismo modo que te gustaría que lo hicieran contigo.

¡HAZME PARTÍCIPE DE TUS EXPERIENCIAS!

Estaré encantado si decides compartir conmigo tus avances y los de los tuyos.

Si consideras que puedo ayudarte de algún modo, dímelo. Puedes escribirme a salud@eiriz.com.

¡CUENTA CONMIGO!

Si estás interesado en expandir una cultura de salud, de felicidad y de eficacia en tu organización, facilitando de este modo el desarrollo personal de tu equipo y mejorando los resultados de tu empresa, cuenta conmigo.

Para la realización de conferencias, cursos, o cualquier otro proyecto de desarrollo personal e interpersonal o de formación a nivel subconsciente, puedes localizarme en salud@eiriz.com.

— Anexo —

NUTRIENTES Y ENFERMEDADES

En este anexo se incluyen algunos gráficos que muestran los resultados de distintos estudios e investigaciones, y que correlacionan la ingesta de determinados nutrientes con algunas enfermedades comunes. Todos ellos han sido extraídos del libro *El estudio de China*, de T. Colin Campbell.

GRÁFICO 1: INGESTA DE GRASAS ANIMALES Y CÁNCER DE MAMA

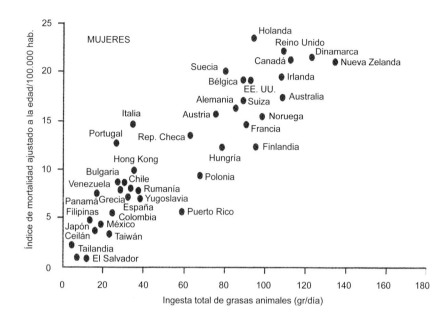

GRÁFICO 2: RELACIÓN ENTRE LA INGESTA DE PROTEÍNAS ANIMALES Y LA FORMACIÓN DE CÁLCULOS RENALES

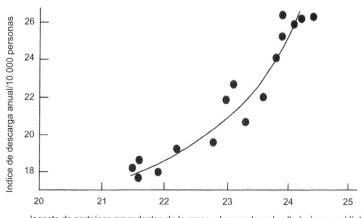

GRÁFICO 3: INGESTA DE GRASAS VEGETALES Y CÁNCER DE MAMA

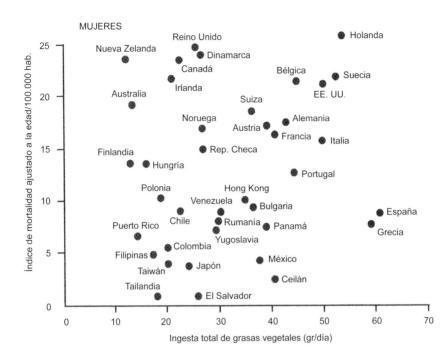

GRÁFICO 4: ÍNDICES DE MORTALIDAD POR ENFERMEDADES CARDÍACAS ENTRE HOMBRES CON EDADES COMPRENDIDAS ENTRE CINCUENTA Y CINCO Y CINCUENTA Y NUEVE AÑOS Y CONSUMO DE PROTEÍNAS ANIMALES EN VEINTE PAÍSES[16]

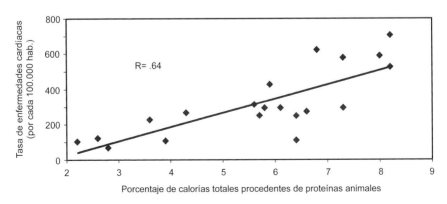

GRÁFICO 5: EL CÁNCER DE COLON Y LA INGESTA DE CARNE

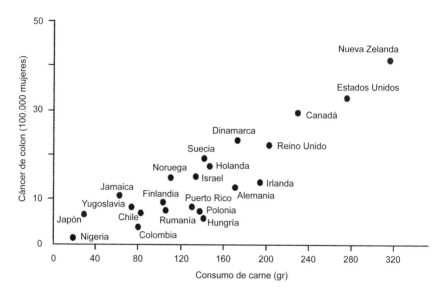

**GRÁFICO 6: RELACIÓN ENTRE EL CONSUMO DE LECHE DE VACA Y
LA INCIDENCIA DE LA DIABETES TIPO 1 EN DIFERENTES PAÍSES**

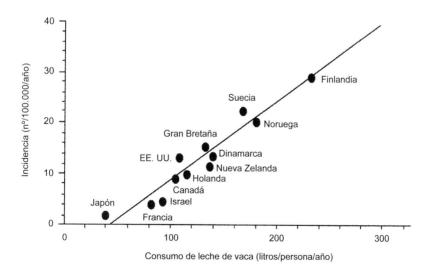

GRÁFICO 7: ASOCIACIÓN DEL CONSUMO DE LECHE DE VACA CON LA ESCLEROSIS MÚLTIPLE

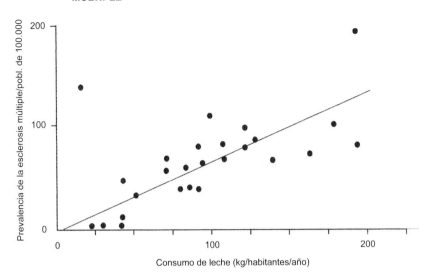

Consumo de leche (kg/habitantes/año)

GRÁFICO 8: ASOCIACIÓN ENTRE LA EXCRECIÓN URINARIA DE CALCIO Y LA INGESTA DE PROTEÍNAS A TRAVÉS DE LA DIETA

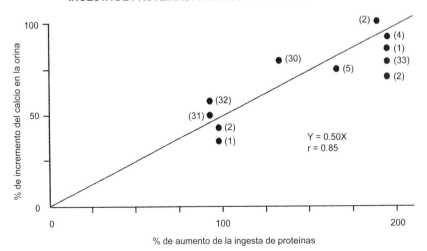

% de aumento de la ingesta de proteínas

BIBLIOGRAFÍA

Otros procesos de desarrollo personal
Ricardo Eiriz, *Un curso de felicidad*, Sirio, 2013.
Ricardo Eiriz, *Apunta alto*, Sirio, 2014.

Pilar físico
T. Colin Campbell, *El estudio de China*, Sirio, 2011.
Hiromi Shinya, *La enzima prodigiosa*, Aguilar, 2013.
Suzanne Powell, *Alimentación consciente*, Sirio, 2014.
Neil Stevens, *La clave está en la sangre*, Sirio, 2003.
Daniel Reid, *El Tao de la salud, el sexo y la larga vida*, Urano, 1989.
Andrew Weil, *La curación espontánea*, Urano, 1995.
Charlotte Gerson y Morton Walker, *La terapia Gerson*, Ediciones Obelisco, 2011.
Andrew Saul, *Cúrate tú mismo*, Sirio, 2013.
_____ *¡Despide a tu médico!*, Sirio, 2013.
Clinton Ober, Stephen T. Sinatra y Martin Zucker, *Earthing, con los pies descalzos*, Sirio, 2013.
Ángel Gracia Rodrigo y Ángel Gracia Hidalgo, *La dieta del delfín*, Sirio, 2013.

Raúl de la Rosa, *Geobiología, medicina del hábitat*, Terapion Ediciones, 2006.

Pilar emocional
Bradley Nelson, *El código de la emoción*, Wellness Unmasked.
Christian Boukaram, *El poder anticáncer de las emociones*, Luciérnaga Nova, 2013.
Alexander Loyd y Ben Johnson, *El código de curación*, Edaf, 2011.

Pilar mental
Estanislao Bachrach, *Ágilmente*, Conecta, 2012.

Pilar espiritual
Wayne W. Dyer, *La fuerza del espíritu*, Grijalbo, 2001.
Lise Bourbeau, *Obedece a tu cuerpo, iámate!*, Sirio, 2011.
Louise L. Hay, *Usted puede sanar su vida*, Urano.
Thorwald Dethlefsen y Rüdiger Dahlke, *La enfermedad como camino*, Debolsillo, 2009.
Robert Schwartz, *El plan de tu alma*, Sirio, 2010.
Brian Weiss, *Muchas vidas, muchos maestros*, 1988.

Psicología energética
Bruce Lipton, *La biología de la creencia*, Palmyra, 2007.
Ricardo Eiriz, *Escoge tu camino a la felicidad y el éxito*, Sirio, 2012.
Donna Eden y David Feinstein, *Medicina energética*, Obelisco, 2011.

ÍNDICE